C.H.BECK WISSEN

in der Beck'schen Reihe

Was läßt uns eigentlich krank werden? – Eine ebenso alte wie bedrängende Frage, deren Beantwortung angesichts der jüngsten Hiobsbotschaften über das Aufflammen alter und neuer Seuchen sowie über den möglichen Einsatz biologischer Waffen besonders dringlich erscheint.

Mit Jörg Hacker beschreibt ein international renommierter Fachmann das äußerst trickreiche Leben der uns krank machenden Mikroben, erläutert die grundlegenden Vorgänge einer Infektion, beschreibt alte und neue Infektionskrankheiten sowie ihre Abwehr und Behandlung. Auch das politisch und gesellschaftlich folgenreiche Einsickern von Begriffen der Infektionslehre in die Alltagssprache bleibt nicht unerwähnt. Wer sich von Sensationsberichten über «die neuen Killer» nicht krank machen lassen will, findet hierfür in diesem gut verständlichen Buch eine seriöse Grundlage.

Jörg Hacker ist Professor für Mikrobiologie und leitet das Institut für Molekulare Infektionsbiologie der Universität Würzburg.

Jörg Hacker

MENSCHEN, SEUCHEN UND MIKROBEN

Infektionen und ihre Erreger

Verlag C. H. Beck

Originalausgabe

Gesamtherstellung: Druckerei C. H. Beck, Nördlingen
Umschlagentwurf: Uwe Göbel, München
Printed in Germany
ISBN 3 406 48017 9

www.beck.de

Inhalt

Vorwort

Dieses Buch ist nicht für Spezialisten der Infektionskunde geschrieben, vielmehr soll es einen größeren interessierten Leserkreis über die Problematik der Seuchen, deren Nachweis und deren Bekämpfung informieren. Weiter wurde versucht, auch die gesellschaftlichen und kulturgeschichtlichen Dimensionen von Infektionskrankheiten mit in den Blick zu nehmen. Da die neuen Entwicklungen der Molekularbiologie und der Genomforschung das Gebiet der Infektionskunde stark beeinflussen, wurden auch Befunde, die diese Zusammenhänge deutlich machen, mit in den Text integriert.

Ein wesentlicher Teil dieser Publikation geht auf Recherchen zurück, die ich während eines Forschungsfreisemesters im Jahre 2000 am «Institute Pasteur» in Paris durchgeführt habe. Meiner Gastgeberin, Frau Elisabeth Carniel, danke ich in diesem Zusammenhang vielmals für die zahlreichen Diskussionen. Dank schulde ich weiterhin zahlreichen Kollegen und Freunden, insbesondere Herrn Werner Goebel aus Würzburg und Herrn Jürgen Heesemann aus München, für die vielen Anregungen, die in den Text der Abhandlung eingeflossen sind. Zahlreiche Gedanken habe ich dem hervorragenden Buch «Geißeln der Menschheit – Kulturgeschichte der Seuchen» von Stefan Winkle entnommen, das als Standardwerk zur Geschichte und zur kulturellen Dimension von Infektionen anzusehen ist. Frau Christine Gernert aus Würzburg und Frau Gonda Maaß aus Gerbrunn danke ich vielmals für ihre Hilfe bei der Abfassung des Manuskriptes. Nicht zuletzt danke ich dem Beck Verlag in München und hier insbesondere Herrn Stephan Meyer für viele Anregungen und für ihr immerwährendes Interesse an dieser Publikation.

Würzburg, im April 2003 *Jörg Hacker*

1. Das Buch der Infektionen – offener denn je

Das Leben ist gefährlich, und besonders gefährlich sind die Mikroben. Diesen Eindruck muß jeder gewinnen, der aufmerksam die Zeitungen liest oder die Nachrichten in Radio und Fernsehen verfolgt. Neben anderen Katastrophen wird dort regelmäßig über das Auftreten neuer «Killerviren» und über die zunehmende Verbreitung von AIDS («acquired immune deficiency syndrome»), über Lebensmittelvergiftungen und SARS («severe acute respiratory syndrome»), ja sogar über «Seuchen aus dem Kuhstall» berichtet. Welchen Wahrheitsgehalt haben nun diese Meldungen, handelt es sich um den üblichen Medienwirbel, oder steckt mehr dahinter? Richtig ist, daß Infektionen, und um solche Krankheiten handelt es sich in den zitierten Fällen, nach Statistiken der Weltgesundheitsorganisation («World Health Organization», WHO) weltweit die Todesursache Nummer 1 sind. Etwa ein Drittel der jährlich in der Welt zu beklagenden Todesfälle, rund 17 Millionen, sind auf Infektionen zurückzuführen. Die große Mehrzahl dieser tödlich verlaufenden Erkrankungen wird aus den Entwicklungsländern gemeldet, wo Todesfälle durch Malaria, AIDS oder Darminfektionen an der Tagesordnung sind. Aber auch in Industriestaaten wie Deutschland sind Infektionen wieder ein wichtiges Thema geworden. Infektionen, die im Krankenhaus erworben werden, die zunehmende Zahl von Pilzinfektionen oder die vielen Grippefälle belegen dies.

Zusätzliche Aufmerksamkeit erhielt das Thema «Infektionen» in der letzten Zeit durch Ereignisse, die zwar nicht direkt etwas miteinander zu tun hatten, die aber nichtsdestotrotz die globale Bedeutung der Infektionsproblematik illustrieren: das Problem verunreinigter Nahrungsmittel und infizierter Nutztiere sowie die Anthrax- und Bioterrorproblematik. Zum einen kam es im Frühjahr 2001 in Großbritannien zu vielen Fällen der Maul- und Klauenseuche (MKS), einer bei Rindern vorkommenden Infektionskrankheit. Es bestand wochenlang die Gefahr, daß sich diese Seuche auch auf dem europäischen Kontinent ausbreiten würde, was dann aber zumindest teilweise verhindert werden konnte. Weiterhin traten seit dem Jahre 2000 in zahlreichen europäischen Staaten, darunter auch in Deutschland, zunehmend Fälle von «Rinderwahnsinn» auf, einer Nervenerkrankung bei Rindern, die auch BSE oder «Bovine Spongiforme Enzephalopathie» genannt wird. Da vieles dafür spricht, daß der BSE-Auslöser auch auf den Menschen übertragbar ist, hat das Aufkommen von «Rinderwahnsinn» auch in Deutschland zu einer starken Verunsicherung der Bevölkerung geführt.

Im Herbst 2001, und damit kurz nach den New Yorker Terroranschlägen vom 11. September 2001, wurden in den USA Briefe versandt, die Infektionserreger, nämlich Milzbrandsporen, enthielten. Der Versand von diesen Keimen, die auch Anthrax-Bazillen genannt werden, stellte eine gravierende Form von Bioterrorismus dar und forderte fünf Todesopfer. Seitdem ist die Debatte über biologische Waffen in der Öffentlichkeit nicht verstummt. Im Frühjahr 2003 beherrschte das «schwere akute respiratorische Syndrom», SARS, eine besonders schwere Atemwegsinfektion, die Schlagzeilen der Weltpresse. Es ist also nicht aus der Luft gegriffen, heute von einer «Renaissance der Seuchen» zu sprechen.

Die Tatsache, daß sich bestimmte Krankheiten wie Pest, Cholera oder Tuberkulose schnell ausbreiten können, wird zwar seit dem Altertum immer wieder diskutiert und überliefert, die endgültige Beweisführung, daß dies auf bestimmte krankmachende Lebewesen, pathogene Mikroben, zurückgeht, die einen anderen Organismus, auch Wirt genannt, infizieren, ist jedoch relativ neu. Das Wort «Infektion» kommt übrigens vom lateinischen «inficere» für «vermischen», «vergiften», «verpesten» oder «anstecken». Einschneidend für den wissenschaftlichen Durchbruch auf dem Gebiet der Erforschung von Infektionskrankheiten war eine Veranstaltung der Berliner «Physiologischen Gesellschaft» am Abend des 24. März 1882. Dort berichtete Robert Koch

(1843–1910) über seine Beobachtungen zur Ursache der Tuberkulose. Koch konnte nachweisen, daß diese Erkrankung durch kleine Lebewesen, «pathogene Agentien», wie er sie nannte, ausgelöst wird. Damit setzte sich endgültig die Meinung durch, daß bestimmte Erkrankungen, Infektionen, übertragbar sind und daß es deshalb zu einer schlagartigen Ausbreitung solcher Krankheiten kommen kann. Zwar waren derartige Seuchen wie die Pest-Epidemien des Mittelalters oder die großen Cholera-Züge seit langem bekannt, nunmehr aber bestand erstmals die Möglichkeit, Infektionen wissenschaftlich zu untersuchen und auch Konzepte zu ihrer Bekämpfung zu entwickeln.

Robert Koch machte seine «kontagiösen» Vorstellungen zur Natur von Infektionskrankheiten an drei experimentellen Schlüssen fest, die fortan «Kochsche Postulate» genannt wurden. Um eine Infektionskrankheit handelt es sich, laut Koch, immer dann, wenn bestimmte Erreger in Materialien, wie z. B. Blut, Gewebe, Speichel, von infizierten Personen nachweisbar sind. Weiterhin sollte dieser Erreger im Labor in Reinkultur auf Nährmedien anzuzüchten sein. Darüber hinaus sollten diese «Agentien» auch in Versuchstieren Infektionen auslösen können und in Geweben oder im Blut der Versuchstiere wieder nachweisbar sein. Während des «Goldenen Zeitalters» der Infektionskunde zwischen 1880 und 1900 wurden von Robert Koch, Louis Pasteur (1822–1895) und einer Reihe anderer Wissenschaftler viele neue «pathogene Agentien» isoliert und erstmals beschrieben, so neben dem Erreger der Tuberkulose, *Mycobacterium tuberculosis*, der Auslöser der Cholera, *Vibrio cholerae* (1883), der Erreger des Typhus, *Salmonella typhi* (1884), oder der Erreger der Ruhr, *Shigella dysenteriae* (1898).

Kochs Postulate erwiesen sich in der Folge als ein äußerst produktives Ideengebäude zur Beschreibung von Krankheitserregern, auch wenn sie sich in dem apodiktischen Anspruch, mit dem sie zunächst vertreten worden waren, nicht immer halten ließen. Dies galt vor allem für die Beschreibung nichtbakterieller Erreger wie Viren, die im Laufe der Zeit in den Mittelpunkt des Interesses rückten. Heute wissen wir, daß Infektionen durch unterschiedliche Typen von Mikroben ausgelöst werden können. Da sind zum einen die Bakterien, die für viele wichtige Infektionen wie Pest, Cholera, Tuberkulose oder Diphtherie verantwortlich sind. Bakterien sind kleine, sich durch Zellteilung vermehrende Lebewesen, die einen eigenen Stoffwechsel haben und selbständig leben können. Sie sind ein hundertstel bis ein tausendstel Millimeter groß. Im Gegensatz zu den Bakterien sind die noch kleineren Viren nicht in der Lage, sich selbständig zu vermehren, ihre Lebensweise ist an Wirtsorganismen gebunden. Viren nutzen die Wirtszellen für ihren eigenen Stoffwechsel, dabei können sie Wirtszellen schädigen oder zerstören. Häufig integrieren Viren ihre Erbsubstanz, die Nukleinsäure, sogar in den Zellkern der Wirtszellen. Die Erreger der Kinderlähmung, der Influenza-Grippe, aber auch der Auslöser der Immunschwächekrankheit AIDS zählen zu den viralen Krankheitserregern.

Weiterhin sind bestimmte Pilze und andere Organismen, die als «Parasiten» oder Protozoen bezeichnet werden, schon frühzeitig als Infektionserreger auf den Plan getreten. Alle diese Mikroben, die rund 10mal größer sind als Bakterien, haben einen echten Zellkern. Deshalb werden sie auch als «Eukaryonten» bezeichnet, im Gegensatz zu den Bakterien, den «Prokaryonten». «Karyon» kommt aus dem Griechischen und heißt soviel wie «Kern». Der wichtigste Pilz, der als Infektionserreger auftritt, ist *Candida albicans* – ein Organismus, der beispielsweise Mundsoor auslöst. Zu den pathogenen Parasiten oder Protozoen zählen die Auslöser der Malaria und der Schlafkrankheit. Neben den Pilzen und den Protozoen, die nur aus einer Zelle bestehen, können auch mehrzellige Organismen, wie Würmer, Insekten und Milben, Infektionen auslösen. Mittlerweile gehen die meisten Wissenschaftler davon aus, daß auch «infektiöse» Eiweiße, die Prionen, zur Auslösung von Infektionen fähig sind. Prionen, die selbst nicht lebensfähig, aber übertragbar sind, scheinen im Körper die Form anderer Eiweiße so verändern zu können, daß schwere Erkrankungen des Gehirnes wie die «Creutzfeldt-Jakob-Krankheit» («Creutzfeldt-Jakob-Disease», CJD) beim Menschen oder das als «Rinderwahn» bezeichnete Krankheitsbild die Folge sein können. Für die Beschreibung der Prionen als einer neuen Klasse von Infektionserregern wurde im Jahre 1997 der Nobelpreis an den Amerikaner Stanley Prusiner vergeben.

Bei den vielfältigen Gefahren, die von Infektionserregern ausgehen, nimmt es nicht wunder, daß auch bald nach der Entdeckung der «pathogenen Agentien» neue Strategien entwickelt wurden, um Infektionen zu bekämpfen. Zu diesen Konzepten zählt die Entwicklung von Impfstoffen, die ab 1880 von Emil v. Behring (1854–1928), Louis Pasteur und anderen vorangetrieben wurde. Weiterhin wird die Entwicklung antimikrobiell wirkender Substanzen, der Antibiotika, zu den Pionierleistungen der Seuchenbekämpfung gerechnet. An der Entdeckung dieser Antibiotika waren u.a. Paul Ehrlich (1854–1915) und Alexander Fleming (1881–1955) beteiligt, letzterer mit der Entwicklung des Penicillins. Da diese beiden Strategien, Impfungen und Einsatz von Antibiotika, zusammen mit einer Verbesserung der Hygiene und einer Mehrung des allgemeinen Wohlstandes tatsächlich bald zu einer Reduktion der Infektionskrankheiten in großem Maßstab führten, wurde nach Ende des Zweiten Weltkrieges davon gesprochen, daß Infektionen nun wohl endgültig der Vergangenheit angehören würden. Etwas großspurig formulierte diese Erwartung der oberste Gesundheitsbeamte der USA, General William Steward, in einem Bericht an den Kongreß im Jahre 1969, in dem er ausführte: «The time has come to close the book of infectious diseases.» Daß diese Hoffnung in Einzelfällen realistisch sein mag, zeigt die weitestgehende Ausrottung der Pocken in den 70er Jahren des vergangenen Jahrhunderts durch konsequent durchgeführte Impfprogramme. Alles in allem hat die euphorische Erwartung, Infektionen für immer vom Erdball zu verbannen, jedoch getrogen.

So zeigen die schon erwähnten Jahresberichte der WHO, daß Infektionen weiter zunehmen. Es sterben momentan pro Jahr etwa 2,4 Millionen Menschen an Durchfallerkrankungen, vor allem Kinder. Die Immunschwächekrankheit AIDS fordert pro Jahr 2,3 Millionen Opfer, jährlich erkranken mehr als 300 Millionen Menschen an Malaria, über 2 Millionen davon versterben. Außerdem ist zu konstatieren, daß immer mehr Erreger resistent gegen die gebräuchlichen Medikamente werden. Resistenzen zeigen Tuberkulose-Bazillen und Eitererreger, aber auch Viren, Malaria-Parasiten oder pathogene Pilze. Weiterhin wurden in den vergangenen 25 Jahren über 30 neue Infektionserreger beschrieben. Zu diesen erstmals auf den Plan getretenen pathogenen Mikroben zählen der Erreger der Legionärskrankheit, *Legionella pneumophila*, das «human immune deficiency virus» (HIV), das für AIDS verantwortlich ist, oder eine neue Variante des eigentlich harmlosen Bakteriums *Escherichia coli*, die enterohämorrhagischen *E. coli* (EHEC), die gefährliche Darm- und Nierenerkrankungen auslösen können. Das Buch der Infektionen ist also keineswegs zugeschlagen, sondern offener denn je. Worauf ist das zurückzuführen?

Zum einen handelt es sich bei den pathogenen Mikroben um äußerst trickreiche, flexible Lebewesen, die sich blitzschnell auf neue Gegebenheiten einstellen können. Über die Finessen, die Mikroben anwenden, um sich auszubreiten und um den Wirt zu schädigen, wird in den folgenden Kapiteln berichtet. Aber auch der Mensch selbst macht es den Mikroben leicht, immer wieder neue gefährliche Epidemien auszulösen. Durch die Zunahme der Weltbevölkerung entstehen immer größere Städte mit oftmals katastrophalen hygienischen und sozialen Bedingungen – ein idealer Nährboden für Krankheitserreger. Selbst in Städten wie New York war es in der Mitte der 1990er Jahre gefährlich, bestimmte U-Bahn-Linien zu benutzen, weniger wegen der Kriminalität, sondern wegen der Gefahr einer Ansteckung mit resistenten Tuberkulose-Bakterien. Zu den Problemen, die sich aus der Bevölkerungszunahme ergeben, kommt die Problematik der zunehmenden Mobilität von Menschen noch hinzu. Wanderungsbewegungen begünstigen ebenfalls eine Ausbreitung von Krankheitserregern. In einem Land wie Deutschland, dem «Urlaubsweltmeister», ist seit Jahren eine Zunahme von tropischen Erkrankungen wie Malaria zu beobachten, bedingt durch Ferntourismus und unsachgemäßes Verhalten von Urlaubern vor Ort. Für die Ausbreitung von AIDS und anderen Geschlechtskrankheiten sind ungeschützter Sex und Prostitution mit verantwortlich – Phänomene, die direkt mit sozialen und politischen Problemen in Zusammenhang gebracht werden können.

Die neuen sozialen Probleme der armen Entwicklungsländer strahlen auf weitere Bereiche aus. So ist die Wasserversorgung weiter Landstriche, vor allem in Afrika und Südostasien, nur unzureichend gesichert. Unsauberes Wasser ist aber ein Transporteur von Infektionserregern wie den Cholera-Bakterien oder den Erregern der Ruhr. Auch Nahrungsmittelaufbereitung und -verteilung können direkten Einfluß auf die Verbreitung von Infektionserregern haben. Die Massentierhaltung selbst führt zur Zunahme von Infektionen, die direkt vom Tier auf den Menschen übertragbar sind und Zoonosen genannt werden. Zu diesen Zoonosen zählen die Grippe- oder Salmonella-Infektionen sowie SARS.

Während viele der genannten Ursachen für die Zunahme von Infektionen mit den sozialen Problemen der Länder der Dritten Welt zu tun haben, sind auch die Industriestaaten nicht frei von diesen Entwicklungen. Der unbesorgte und oftmals unnötige Gebrauch von Antibiotika in der Medizin, aber auch in der Landwirtschaft, führt zur Ausbreitung resistenter Keime. In vielen Ländern, darunter auch in Deutschland, ist eine «Impfmüdigkeit» zu konstatieren, die direkten Einfluß auf die Zahl der Infektionen etwa mit dem Masern-Virus oder mit Diphtherie-Bakterien hat. Selbst auf den ersten Blick harmlose Errungenschaften unserer Zivilisation wie Klimaanlagen können Infektionserreger transportieren. Legionellen etwa werden bevorzugt über diese «technischen Vektoren» verbreitet. In den USA wird in diesem Zusammenhang bereits von «diseases of human progress» gesprochen. Alle diese genannten Beispiele zeigen auf, daß Infektionen – entgegen anderer Prognosen – ein zentrales Problem des 21. Jahrhunderts sein werden.

2. Infektionen – molekular betrachtet

In vielen Abhandlungen der letzten Zeit wird die zweite Hälfte des 20. Jahrhunderts als «Zeitalter der Molekularbiologie» bezeichnet. Und in der Tat spricht vieles für eine derartige Auffassung, wurden doch in den letzten 50 Jahren erstaunliche und spektakuläre Einsichten in die Natur der «Lebensmoleküle» – Nukleinsäuren und Eiweiße – und in die Abläufe des Zellstoffwechsels gewonnen. Nachdem seit Mitte der 1940er Jahre klar war, daß die Desoxyribonukleinsäure, kurz DNS, als Träger der Erbsubstanz, der Gene, fungiert, kam es 1953 zur Aufklärung der Struktur der DNS durch Francis Crick und James Watson. Es zeigte sich, daß die kleinen DNS-Bausteine aus einem Zuckermolekül, einem Phosphatrest und einer Base bestehen. Später erfolgte die Formulierung des genetischen Codes. Dieser Code besagt, daß die in den Genen der DNS gespeicherte Information auf Boten-Ribonukleinsäure, «messenger»- oder «m»-RNS, übertragbar ist, die mRNS wiederum dient als Vorlage für die Struktur von Eiweißen, auch Proteine genannt. Die Proteine jedoch bilden die Grundlage der lebenden Zelle. Diese Gesetzmäßigkeiten gelten für alle Lebewesen, von den einfachsten Organismen, den Bakterien, bis zu den Menschen.

Es wurde dann auch gezeigt, daß sich DNS-Gene durch sprunghafte Veränderungen, Mutationen, oder Umlagerungen verändern können, was zu Proteinen mit neuen Eigenschaften führen kann. Und noch etwas wurde klar: DNS-Moleküle sind zwischen Zellen übertragbar. Detailliert wurde dies für Bakterien beschrieben. Eine Übertragungsform kann direkt «nackte» DNS betreffen, dies wird als Transformation bezeichnet. DNS-Transfer kann aber auch mittels «Genfähren» stattfinden. Zu diesen natürlich vorkommenden Genfähren zählen die Plasmide, kleine DNS-Moleküle, die durch Konjugation nach Zellkontakt transferiert werden können, und Bakteriophagen, die, ähnlich den Viren bei höheren Zellen, bei Bakterien vorkommen. Auch sie können direkt zwischen Bakterien übertragen werden. In den 1970er Jahren führte die Entdeckung der molekularen «Scheren» und «Klebstoffe», der Restriktionsenzyme und Ligasen, durch den Schweizer Werner Arber und andere Wissenschaftler dann zur Entwicklung der Gentechnik. Die Restriktionsenzyme können nämlich DNS-Moleküle spezifisch spalten, Ligasen fügen die Enden wieder zusammen. Mittels dieser Werkzeuge entstanden nun Methoden, die es möglich machen, einzelne DNS-Gene aus dem Gesamt-Genverband, dem Genom, herauszulösen und sie isoliert zu untersuchen. Die entsprechenden Gene können dann auch auf andere Organismen übertragen und vermehrt werden, wo man ihre Funktionen studieren kann. Dieser Vorgang wird *Klonieren* genannt.

Was hat das Ganze nun mit Infektionen zu tun? Zum einen sind bestimmte Erkenntnisse der molekularen Biologie direkt aus Studien mit Infektionserregern hervorgegangen. Zum anderen hat die Molekularbiologie ganz entscheidend dazu beigetragen, daß wir die Vorgänge, die während einer Infektion vonstatten gehen, nunmehr viel besser verstehen als vor 30 Jahren. Und Verstehen ist die Voraussetzung dafür, um gezielt helfen zu können, etwa mittels neuer Impfstoffe oder durch bessere Antibiotika. Krankmachende, also pathogene Mikroben, stellen von der Zahl her ja eine Minderheit innerhalb der Riesenmenge an Mikroorganismen dar, die auf uns siedeln und die uns umgeben.

Wie unterschieden sich nun die relativ wenigen pathogenen Arten von den vielen harmlosen Lebewesen? Eine Antwort auf diese Frage ist möglich, da die Methoden der molekularen Biologie, vor allem der Gentechnik, auch auf die Analyse der pathogenen Mikroben angewandt wurden. Mit Hilfe der schon beschriebenen Klonierungsmethoden wurden erstmals die krankmachenden Stoffe der Erreger, die Virulenz- oder Pathogenitätsfaktoren, und ihre zugrundeliegenden Gene nachgewiesen. Diese Krankheitsmoleküle können zum einen Haftfaktoren, Adhäsine, sein, mit deren Hilfe sich die pathogenen Mikroben schnell an Wirtszellen festsetzen können. Die Kolonisierung der Mikroben stellt meist den ersten Schritt in einer Infektion dar. Während viele pathogene Mikroben außerhalb der Wirtszellen verbleiben – diese werden extrazelluläre Mikroorganismen genannt –, dringen andere Erreger in Wirtszellen ein und vermehren sich dort. Solche Mikroben heißen intrazelluläre Mikroorganismen. Der Vorgang des Eindringens der Erreger in Wirtszellen wird von «Eindringfaktoren» – Invasinen – gesteuert. Weiterhin tragen Kapseln, Eiweiße und Zuckersubstanzen der mikrobiellen Zelloberfläche dazu bei, daß die Mikroorganismen den Abwehrfaktoren der Wirte standhalten können. Eisenaufnahmesysteme sind wichtig, da sie die Erreger mit diesen Ionen versorgen. Nicht zuletzt haben Mikrobengifte – die Toxine – für die Auslösung und den Fortgang von Infektionskrankheiten große Bedeutung, da sie Wirtszellen schädigen oder auch ganz zerstören. Obwohl wir viele sehr unterschiedlich verlaufende Infektionskrankheiten kennen, zeichnen sich doch die meisten dieser Erkrankungen durch das Wirken der genannten Virulenzfaktoren und durch einen vergleichbaren Ablauf aus.

Es ist der konsequenten Anwendung der Molekularbiologie zu danken, daß heute viele dieser mikrobiellen Krankheitsfaktoren bekannt sind und daß man somit auch etwas gegen ihre Wirkung unternehmen kann. Insbesondere die Klonierung und Analyse der Gene hat geholfen, auch ihre Wirkungsweise zu verstehen. In Analogie zu den Kochschen Postulaten hat der Amerikaner Stanley Falkow eine molekulare Variante dieser Postulate formuliert. Danach gilt ein Faktor als krankheitsauslösend, wenn er häufig von Krankheitserregern gebildet wird, wenn sein Ausschalten, durch eine Mutation, zu einem Rückgang der Krankheit, zumindest im Versuchstier, führt und wenn das erneute Einbringen eine Verstärkung der Krankheit bewirkt. Interessanterweise zeigte sich schon in den 60er und 70er Jahren des vergangenen Jahrhunderts, daß die Krankheits- oder Pathogenitätsgene von bakteriellen Krankheitserregern oft von den schon erwähnten Plasmiden oder Bakteriophagen transportiert werden können, daß sie also mobil sind. Weiterhin wurde später klar, daß die entsprechenden Gene häufig benachbart im

Genom angeordnet sind: Man spricht dann auch von «Pathogenitätsinseln», die für die Produktion von mikrobiellen Krankheitsfaktoren verantwortlich sind.

Eine großartige Bestätigung fand die Konzeption der «Pathogenitätsgene», die sich im Genom pathogener Mikroorganismen befinden und für «Krankheitsfaktoren» kodieren, durch die Totalsequenzierung mikrobieller Genome, die Mitte der 1990er Jahre das Zeitalter der «Genomforschung» einläutete. Craig Venter und seinen Mitarbeitern gelang es im Jahre 1995, die Anordnung der gesamten DNS-Bausteine eines Bakteriums, seine Genomsequenz, zu entschlüsseln. Bei diesem Mikroorganismus handelte es sich um einen Bakterienstamm der Art *Haemophilus influenzae*, der Infektionen der Atemwege und Hirnhautentzündungen auslösen kann. Die Gesamt-DNS dieses Bakteriums besteht aus etwa 2 Millionen Bausteinen, zwei Megabasen (Mb). Mittlerweile sind die Gesamtgenomsequenzen nahezu aller wichtigen Krankheitserreger bekannt. Dabei zeigte sich, daß viele der «Krankheitsgene» bei mehreren pathogenen Erregern auftauchen, was für gemeinsame Mechanismen der Infektionsauslösung auch bei unterschiedlichen Seuchenerregern spricht. Übrigens wurden mittlerweile auch die Gesamtgenomsequenzen einiger Wirtsorganismen ermittelt, darunter auch die DNS-Sequenz des menschlichen Genoms.

Die molekulare Charakterisierung von Pathogenitäts- oder Virulenzfaktoren hat jedoch nicht nur entscheidend dazu beigetragen, die molekularen Mechanismen von Infektionskrankheiten besser zu verstehen. Sie hat auch bereits praktische Konsequenzen gezeigt. Im 19. Jahrhundert wurden die damals bedeutenden Infektionen, Cholera, Typhus, Tuberkulose oder Diphtherie, durch Mikroben verursacht, die, wenn sie einmal den Wirt Mensch erreicht hatten, eine Krankheit in der Regel auch auslösten. Sie werden «obligat pathogene» Mikroorganismen genannt. Seit Mitte des 20. Jahrhunderts spielen zumindest in den Industrieländern jedoch Infektionen die Hauptrolle, die von Mikroben verursacht werden, welche Teil der eigenen Körperflora oder der Umgebung sind. Beispiele hierfür sind die häufig auftretenden Harnwegsinfektionen, die von *Escherichia coli* ausgelöst werden, oder Blutvergiftungen, die auf Eiterbakterien, die Staphylokokken, zurückzuführen sind. Von diesen Mikroben existieren nun verschiedene Varianten, die meisten Vertreter dieser Arten sind tatsächlich völlig harmlos. Andere Stämme jedoch sind in der Lage, bestimmte Virulenzfaktoren zu produzieren, beispielsweise Adhäsine, Toxine oder Kapseln. Solche Varianten sind es nun, die Infektionen auslösen. Sie werden im Gegensatz zu den obligat pathogenen Mikroben als «fakultativ pathogene» oder opportunistische Erreger bezeichnet. Mit Hilfe der Genklonierung und der Genomanalyse ist es nun möglich, Virulenzfaktoren oder ihre Gene nachzuweisen. Dadurch können die «bad guys» von den «good fellows» unterschieden werden. Eine solche Differenzierungsmöglichkeit ist für die praktische Infektionsbekämpfung von großer Bedeutung, kann man so doch spezifisch die pathogenen Varianten nachweisen und bekämpfen, ohne die nichtpathogenen Vertreter, die große Mehrheit der Mikroorganismen, zu sehr zu dezimieren.

Sind nun die Wirte, bei unserer Erörterung vor allem der Mensch, der Wirkung der mikrobiellen Virulenzfaktoren schutzlos ausgeliefert, oder haben sie ihrerseits Abwehrstrategien gegen Mikroben entwickelt? Wirtsorganismen haben im Laufe ihrer langen Stammesentwicklung sehr effiziente antimikrobielle Mechanismen generiert, ohne die es kein natürliches Gleichgewicht zwischen Mikroben und mehrzelligen Organismen gäbe. So ein Gleichgewicht stellt den Normalzustand dar, bei den Infektionen ist jedoch dies Gleichgewicht in eine Richtung, nämlich die der Mikroben, verschoben. Die molekulare Biologie hat in den vergangenen Jahren viel dazu beigetragen, auch die antimikrobiellen Abwehrfunktionen der Wirte zu verstehen. Der Zellbiologe Rudolf Virchow (1821–1902) spricht sogar vom «Kampf der Mikroben mit den Zellen». Zunächst sind eindringende Mikroorganismen in den Wirten mit für sie oft unwirtlichen Bedingungen konfrontiert: Ein saures Milieu, das die Mikroben nicht lieben, oder Eiweiße, die die Zellwände der Mikroben sehr spezifisch attackieren, machen ihnen im wahrsten Sinne des Wortes «das Leben schwer». Mikroben, die die Schleimhäute oder Gewebe ihrer Wirte trotzdem erreichen, werden dann von Freßzellen, Makrophagen oder Granulozyten, verdaut, im Blut stehen Eiweiße, die Komplementfaktoren, bereit, die die mikrobielle Zellwand durchlöchern und so zu einer Dezimierung der eindringenden Mikroorganismen beitragen. Alle diese Faktoren zählen zu den angeborenen Abwehrfaktoren des Menschen und vieler Tiere, zum System der «innate immunity».

Neben den Abwehrfaktoren der angeborenen Immunität gibt es jedoch auch die Komponenten des sich spezifisch entwickelnden Immunsystems, die ganz direkt gegen bestimmte Keime oder deren Bestandteile gerichtet sind. So können auch manche Virulenzfaktoren direkt erkannt und eliminiert werden. In der Immunologie werden diese mikrobiellen Bestandteile Antigene genannt. So entwickeln sich bestimmte weiße Blutkörperchen, die B-Lymphozyten, nach Kontakt mit Antigenen, indem sie nach einer gewissen Zeit Antikörper produzieren, welche die Eindringlinge attackieren und oft eliminieren. Aber auch spezifisch wirkende Freßzellen, die toxischen T-Lymphozyten, die auch als CD8-Zellen bezeichnet werden, tragen zur Abwehr bei. Aktivierte B- und T-Lymphozyten sind dabei Teil des «immunologischen Gedächtnisses» – einmal generierte Antikörper oder toxische T-Zellen sind beliebig oft verfügbar, wenn sie einmal nach Antigenkontakt gebildet wurden. Vermittelt wird dies komplizierte und hochvernetzte Abwehrsystem durch Botenstoffe, die Cytokine oder Interleukine, die die einzelnen Teile der Wirtsabwehr dirigieren und koordinieren. Bei der Koordination der spezifischen Abwehr spielen wiederum andere weiße Blutkörperchen, die T-Helferzellen oder CD4-Zellen, eine wichtige Rolle. Die Prozesse der Wirtsabwehr laufen also in einem kompliziert aufgebauten Netzwerk von Abwehrzellen, Botenstoffen und Antikörpern ab. Man sieht, Infektionserreger haben es nicht leicht, den Verteidigungsring des Wirtes zu durchdringen und Infektionen auszulösen. Aber viele Virulenz- oder Pathogenitätsfaktoren der Mikroben haben sich auf die Abwehr der Wirtszellen längst eingestellt.

So haben die Mikroben wiederum Tricks entwickelt, um die Abwehrfunktionen des Wirtes zu umgehen oder zu durchbrechen. Die mikrobiellen Krankheitsfaktoren stellen nämlich kein statisches Gerüst dar, sie können vielmehr «bei Bedarf» ein- und ausgeschaltet werden. Dabei hat die Natur raffinierte Genschalter entwickelt, die direkt auf bestimmte Umweltfaktoren oder auf das Vorkommen von Abwehrzellen reagieren und die die mikrobiellen Krankheitsgene nur bei Bedarf aktivieren. Gerade hierin liegt eines der großen Probleme der Wirtsabwehr und damit auch der praktischen Infektionsbiologie. Die Erreger sind den Infektionsbiologen aufgrund ihres Trickreichtums, wie der Igel beim Wettlauf mit dem Hasen, immer ein Stückchen voraus, indem sie ständig ihre Gestalt ändern oder neue Varianten bilden. Den Wissenschaftlern bleibt nur übrig, diese Prozesse aufzuspüren, um dann gezielt etwas dagegen tun zu können. Schneller wird der Igel allemal sein, der Hase kann nur versuchen, den Zeitraum zwischen dem Auftreten neuer Infektionserreger und ihrer Bekämpfung möglichst kurz zu halten.

3. Krebs, Herzinfarkt, Alzheimer – alles Infektionen?

Die Einführung der Antibiotika und ihre erfolgreiche Anwendung bei der Bekämpfung vieler Infektionserkrankungen zählt zu den großen Erfolgen der Medizin des 20. Jahrhunderts. So nimmt es nicht wunder, daß das Prinzip dieser Arzneimittel, nämlich mit Hilfe rasch wirkender Medikamente schnell und unkompliziert Krankheiten zu bekämpfen, als Vorbild auch für andere Felder der Medizin gesehen wurde und wird. Oft wird deshalb gefragt, ob es nicht auch ähnlich schnell und effizient wirkende Mittel etwa gegen Krebs oder gegen Herz-Kreislauf-Leiden gebe – zwei Gruppen von Erkrankungen, die in Industrienationen wie Deutschland weit verbreitet sind. Also Antibiotika nun auch gegen Krebs und Herzinfarkt? Die Frage klingt etwas naiv – allein mittlerweile kann das Risiko, Magenkrebs zu bekommen, tatsächlich mittels einer Antibiotika-Behandlung reduziert werden, und ernsthaft wird erwogen, auch zur Vorbeugung gegen Herz-Kreislauf-Erkrankungen Antibiotika einzusetzen. Wie ist es zu dieser Entwicklung gekommen?

Der menschliche Magen galt lange Zeit als ein für Bakterien unwirtlicher Ort – die Magensäure und der antimikrobiell wirkende Schleim würden jede Form mikrobiellen Lebens im Keim ersticken, so hieß es lange. Vereinzelte ältere Berichte, die auf schraubenförmige Mikroben im Magen und im Zwölffingerdarm hinwiesen, wurden nicht beachtet. Dies galt bis zum Jahre 1984, als es den australischen Mikrobiologen Barry Marschall und Robin Warren zu zeigen gelang, daß der Magen des Menschen tatsächlich von Bakterien besiedelt sein kann, daß diese Bakterien im Labor zu kultivieren sind und daß diese Mikroben für das Auftreten von Magenschleimhautentzündungen verantwortlich sein können. Die Kochschen Postulate waren erfüllt, ein Zusammenhang zwischen Mikroben und Krankheit ließ sich nachweisen. Übrigens führten Marschall und Warren einen Teil der Experimente im Selbstversuch durch. Die von ihnen beschriebenen Mikroorganismen wurden dann später als *Helicobacter pylori* bezeichnet. Durchschnittlich sind etwa die Hälfte aller Menschen mit *H.-pylori*-Bakterien besiedelt, wobei mehr ältere als junge und mehr Personen in Entwicklungsländern als Einwohner, die in Industriestaaten leben, *H. pylori* tragen. *Helicobacter-pylori*-Keime zählen auch zu den rund 30 neuen Infektionserregern, die seit 1975 neu beschrieben wurden und die als «new emerging pathogens» bezeichnet werden. Natürlich haben *H.-pylori*-Stämme auch schon vor ihrer Entdeckung Infektionen ausgelöst, allerdings wurden die Keime damals aufgrund unzureichender technischer Nachweismethoden noch nicht erkannt.

Wichtig für unsere Betrachtungen, ob denn nun große Volkskrankheiten wie etwa Krebs auf Infektionen zurückgeführt werden können und somit mittels Antibiotika zu behandeln seien, ist die Tatsache, daß mittlerweile eine Korrelation zwischen der Besiedlung bestimmter Personen mit *H. pylori* und dem Auftreten von Magenschleimhautentzündungen und Magengeschwüren, aber auch von Magenkrebs gefunden wurde.

Damit kann also erstmals ein Zusammenhang zwischen einer Krebserkrankung und einer bakteriellen Infektion hergestellt werden. Die Mechanismen, mit deren Hilfe es diesen Bakterien gelingt, beim Menschen Krebs auszulösen, sind noch nicht bekannt, daß aber eine solche Verbindung zwischen dem Vorkommen von *H. pylori* und einer Krebserkrankung besteht, das steht außer Zweifel.

Auch wenn die Prozesse der Krankheitsentstehung durch *H. pylori* noch nicht klar sind, so haben doch neue Erkenntnisse der Genomforschung Hinweise auf mögliche Krankheitsprozesse geliefert. Mittlerweile sind die Genome von zwei *H.-pylori*-Stämmen entschlüsselt worden. Es zeigte sich, daß die Genome aus rund 1,6 Millionen Bausteinen bestehen.

Wenn man nun die Genome von *H.-pylori*-Stämmen, die eine Erkrankung beim Menschen auslösen, mit denen von nichtpathogenen Isolaten vergleicht, so kann man feststellen, daß bestimmte Bereiche der Genome eine unterschiedliche Struktur aufweisen. Antonello Covacci und Rino Rappuoli aus Siena konnten nun Ende der 1990er Jahre zeigen, daß es sich bei diesen DNS-Bereichen um Pathogenitätsinseln handelt, die rund 40 000 Bausteine umfassen und die bei krankheitsauslösenden Stämmen, nicht aber bei harmlosen Isolaten vorkommen.

Die von diesen Pathogenitätsinseln kodierten Eiweiße scheinen nun direkt an den Krankheitsprozessen beteiligt zu sein. Eine *H.-pylori*-Pathogenitätsinsel kodiert nämlich für ein bakterielles Transportsystem vom Typ IV, das Eiweiße aus den Bakterien in die Wirtzelle einführen kann. Bekannt ist, daß ein Giftstoff – ein Bakterientoxin – unter Vermittlung des Typ-IV-Systems in die Wirtszelle eingeschleust wird. Spekuliert wird weiter, daß noch weitere Eiweiße in die Wirtszellen gelangen und dann Krankheitsprozesse auslösen. Daß auch Nukleinsäuren mit Hilfe des Typ-IV-Systems in die Wirtszellen transportiert werden, um dann die Krebsentstehung zu befördern, ist eine attraktive Hypothese, für die es bisher aber keinen weiteren Beleg gibt. Klar ist aber dennoch, daß das Auftreten von Magenschleimhautentzündungen, von Geschwüren und von Magenkrebs mit dem Vorkommen von *H. pylori* assoziiert ist und daß eine Antibiotika-Behandlung das Auftreten der Entzündungen und Geschwüre lindern sowie das Risiko, an Krebs zu erkranken, reduzieren kann. Intensiv wird übrigens auch an der Entwicklung eines Impfstoffes gegen *H. pylori* gearbeitet – hier sind jedoch noch viele Fragen offen, und es wird sicherlich noch einige Zeit ins Land gehen, bis eine derartige Vakzine verfügbar sein wird.

Bei dem Zusammenhang zwischen dem Vorkommen von *Helicobacter pylori* und dem Auftreten von Magenkarzinomen handelt es sich zwar um einen spektakulären Befund, aber durchaus nicht um die einzige Assoziation zwischen Infektionen und Krebs. Vielmehr gelang es Virologen verschiedener Länder schon in den 70er und 80er Jahren des vergangenen Jahrhunderts, unterschiedliche Viren als Auslöser von Krebserkrankungen zu ermitteln. Dabei handelt es sich zum einen um Retroviren, das sind Viren, die aus RNS bestehen und die durch ein spezielles Enzym – die Reverse Transkriptase – in DNS umgeschrieben werden können. Diese DNS-Moleküle können dann in das Erbgut des Menschen integrieren, wo sie im Falle der HTLV («human T cell leukemia virus») I und II Krebs auslösen können. In diesem Zusammenhang soll darauf hingewiesen werden, daß es sich auch bei den AIDS auslösenden Viren, HIV, um Retro-Viren handelt, die in das Genom weißer Blutkörperchen gelangen und diese Zellen dann unbrauchbar machen können, wie später zu zeigen sein wird.

Retro-Viren spielen aber auch eine Rolle bei der Erörterung eines möglichen Infektionsrisikos bei «Xenotransplantationen». Unter diesem Begriff wird die, momentan noch theoretische, Möglichkeit verstanden, Organe von Tieren, etwa Affen oder Schweinen, zu Transplantationen beim Menschen zu nutzen. Es ist bekannt, daß viele Patienten etwa mit Nierenversagen oft jahrelang und manchmal vergeblich darauf warten, mit einer funktionsfähigen neuen Niere versorgt zu werden, und daß es weltweit zu wenig transplantationsfähige menschliche Organe gibt. Dem könnte durch die Nutzung von Organen begegnet werden, die aus anderen Organismen stammen. Allerdings gibt es Befürchtungen, daß dabei Retro-Viren dieser Organismen auf den

Menschen übertragen werden könnten. Bisher allerdings hat sich diese Besorgnis als nicht zutreffend erwiesen.

Neben den Viren der HTLV-Gruppe ist ein Zusammenhang zwischen Leberkrebs und den Hepatitis-Viren B und C sowie zwischen Gebärmutterhalskrebs und den Papilloma- oder Warzen-Viren bekannt. Auch Herpes-Viren wie das Epstein-Barr-Virus (EBV) oder das Virus HHV8 sind an der Entstehung verschiedener Krebsformen beteiligt. Als gesichert gilt ebenfalls die Tatsache, daß nicht nur Viren oder Bakterien, sondern auch infektiöse Würmer aus der Gruppe der Schistosomen an der Krebsentstehung beteiligt sein können. Neuerdings wird von der Weltgesundheitsorganisation geschätzt, daß 20–30% aller Krebserkrankungen auf infektiöse Ursachen zurückgeführt werden können. Auch wenn Fragen des Nachweises, der Behandlung und der Vorsorge nicht überall so klar sind wie im Falle der *Helicobacter*-Infektionen, so gibt die Tatsache des Zusammenhanges von Krebs und Infektionen doch Anlaß zur Hoffnung. Möglicherweise werden wir eines nicht zu fernen Tages Mittel in der Hand haben, durch Untersuchungen und Früherkennung, durch neue Arzneimittel oder durch Impfstoffe die Krebsproblematik ein Stück weit besser beherrschen zu können, als dies momentan noch der Fall ist.

Zu den Krebserkrankungen kommen in den europäischen und nordamerikanischen Ländern vor allem die Herz-Kreislauf-Erkrankungen, die einen Großteil der Todesfälle und der schweren medizinischen Probleme ausmachen. Insofern nahm es nicht wunder, daß erste Hinweise, auch diese Erkrankungen könnten, zum Teil zumindest, eine infektiöse Ursache haben, große Aufmerksamkeit auf sich zogen – ja daß schon von revolutionären Veränderungen bei Nachweis und Behandlung dieser Erkrankungen gesprochen wurde. In der Tat hatte in den 1990er Jahren eine finnische Arbeitsgruppe einen Zusammenhang zwischen der Arterienverkalkung und dem Auftreten des Bakteriums *Chlamydia pneumoniae* hergestellt. Bei den Chlamydien handelt es sich um kleine Bakterien, die nur in eukaryontischen Zellen lebensfähig sind und die für verschiedene Krankheiten verantwortlich gemacht werden. *C. pneumoniae* wurde 1986 erstmals beschrieben und gilt als Verursacher von Lungenentzündungen. Ein Zusammenhang zwischen Gefäßerkrankungen und Chlamydia-Infektionen wurde aufgrund der Tatsache gezogen, daß Patienten mit Arterienverkalkung oder nach Herzinfarkt häufiger Antikörper gegen Chlamydien aufweisen als Kontrollgruppen und daß aus Gewebeproben von Patienten mit derartigen Erkrankungen Chlamydien-DNS häufiger nachweisbar war als bei entsprechenden Kontrollen.

Mittlerweile hat sich die Aufregung um die Chlamydien als den angeblichen Verursachern von Herzerkrankungen jedoch wieder etwas gelegt, weil ein kausaler Zusammenhang zwischen dem Vorkommen der Bakterien und den Krankheitsprozessen bisher nicht aufgezeigt werden konnte. Auch andere spektakuläre Assoziationen zwischen dem Vorkommen von Mikroben und dem Auftreten von wichtigen Erkrankungen haben sich mittlerweile als nicht tragfähig oder zumindest als nicht nachvollziehbar erwiesen. Dies gilt sowohl für die Assoziation von Borna-Viren und dem Vorkommen von Depressionen als auch für die Hypothese, die Alzheimer-Erkrankung oder die Multiple Sklerose seien auf das Vorkommen von Viren zurückzuführen. Infektionen sind also wichtig, aber augenscheinlich nicht so omnipotent, daß alle Vorgänge von medizinischer Relevanz auf ihr Wirken zurückzuführen wäre.

Allerdings gibt es ein weiteres Beispiel für den Zusammenhang von Infektionen und dem Vorkommen wichtiger Erkrankungen. So lassen sich bestimmte chronische Erkrankungen des Immunsystems mit Sicherheit auf das Wirken von Infektionserregern zurückführen. Dies gilt für die reaktive Arthritis und das Vorkommen von *Chlamydia trachomatis*, Salmonellen und Yersinien ebenso wie für die Assoziation von rheumatischem Fieber und Streptococcus-Infektionen. Auch die «Lyme-Disease», ebenfalls eine rheumaähnliche Erkrankung, wird von Bakterien, den Borrelien, ausgelöst. Kürzlich wurde auch klar, daß das Guillain-Barré-Syndrom (GBS), eine neurologische Komplikation, die zu schlaffen Lähmungen führen kann und die eine Häufigkeit von etwa 4 bis 5 Fällen pro Jahr pro 100 000 Personen hat, auf das Wirken des Bakteriums

Campylobacter jejuni zurückzuführen ist. In einigen Fällen ist sogar bekannt, was hinter diesen Krankheitsprozessen steht, die zu einer Fehlsteuerung des Immunsystems führen. Manche Bakterien, wie etwa *Streptococcus pyogenes* als Verursacher des rheumatischen Fiebers oder *C. jejuni*, der GBS-Auslöser, produzieren Zucker- und Eiweiß-Strukturen, die denen von bestimmten Wirtsfaktoren ähnlich sind. Dadurch wird das Immunsystem angeregt, gegen körpereigene Substanzen – sogenannte Selbst-Antigene – Antikörper zu produzieren mit der Konsequenz, daß Krankheitsprozesse in Gang gesetzt werden, die zu schweren Komplikationen bis hin zu Lähmungen führen können. Alle diese Beispiele belegen, daß es sich lohnt, Hinweisen auf infektiöse Ursachen von Krankheitsprozessen nachzugehen. Allerdings ist nicht jeder Hinweis schon als Beweis anzusehen, daß es immer und überall die Mikroben sind, die hinter allem Übel stecken.

4. Cholera und Co.: Darminfektionen

«Eben sind sie dabei, den guten Hegel unter die Erde zu schaffen, der vorgestern plötzlich an der Cholera gestorben ist, denn am Freitag abend war er noch bei mir im Haus und hat den Tag darauf noch gelesen.» So schrieb der Komponist Carl Friedrich Zelter (1758–1832) am 16. November 1831 aus Berlin an Johann Wolfgang von Goethe (1756–1832). Der Philosoph Georg Friedrich Wilhelm Hegel (1770–1831) wurde Opfer der großen Cholera-Epidemie, die vom August 1831 bis zum Frühjahr des Jahres 1832 in Berlin und im übrigen Preußen wütete und die über 1400 Tote forderte. Die Seuche war Teil der großen zweiten Cholera-Pandemie, die über 10 Jahre Europa heimsuchte und über die Heinrich Heine (1797–1856) aus Paris berichtete, daß man hier «jener Pestilenz umso sorgloser entgegengesehen, da aus London die Nachricht angelangt, daß sie verhältnismäßig nur wenige hingerafft hatte.» Aber in Paris war es dann doch wie auch in Berlin: Die Cholera forderte mehrere tausend Todesopfer, alleine 120 000 Menschen verließen die Stadt, und neben zahlreichen Unbekannten wurde sogar der Ministerpräsident Casimir Perier (1777–1832) Opfer der Seuche. Die Cholera wird als die große Heimsuchung des 19. Jahrhunderts gesehen, Thomas Mann (1875–1955) beschreibt in seiner Novelle «Tod in Venedig» den Tod des Künstlers Gustav Aschenbach vor dem Hintergrund einer Cholera-Epidemie und gibt ihr somit symbolhafte Bedeutung für den Untergang eines ganzen Zeitalters.

Obwohl schon lange bekannt, trat die Seuche zu Beginn des 19. Jahrhunderts erstmals massiv weltweit auf, und auch gegenwärtig sind jährlich mehrere tausend Todesopfer als Folge einer Cholera-Infektion zu beklagen. Die Seuche zog in bisher acht großen Zügen, sogenannten Pandemien, über Land und Meer. In Deutschland war es die fünfte Pandemie, die 1892 zu der verheerenden Epidemie in Hamburg führte, die über 8600 Menschenleben kostete. Die letzte, achte, Pandemie breitete sich ab 1992 von Bengalen über Südamerika aus und ist noch immer nicht gänzlich eingedämmt. Wahrscheinlich nahm ein neuer Typ der Cholera-Bazillen, O139, mit Schiffen den Weg vom indischen Subkontinent nach Peru und von dort aus in andere Länder. Ausgelöst wird die Cholera von dem Bakterium *Vibrio cholerae*, das 1883 von Robert Koch entdeckt wurde und das vor allem durch kontaminiertes Wasser übertragen wird. Bekannt ist heute, daß sich die Cholera-Bakterien in Fischen, Muscheln, Austern und anderen Meerestieren, ja sogar im Plankton festsetzen und daß sie von dort auf den Menschen übertragen werden können. Die Mikroben vermehren sich dann im Dünndarm, von dort kommt es zur Einleitung einer massiven Wasserausschüttung – diese «reiswasserartigen» Durchfälle führen zu Wasserverlusten von bis zu 20 Litern pro Tag. Unbehandelt führt die Cholera häufig zum Tode, wobei es gleichsam zu einem «Austrocknen» des menschlichen Körpers kommt.

Die biologischen Grundlagen der Cholera-Infektion sind mittlerweile recht gut verstanden, und nachdem auch das Genom der pathogenen Cholera-Vibrionen vollständig entschlüsselt wurde, sind die wichtigsten Krankheitsfaktoren bekannt. Da ist zunächst das Cholera-Toxin (Ctx) zu nennen, das in der Lage ist, ein kleines Regulationsprotein im menschlichen Körper so zu verändern, daß ein molekularer Schalter umgestellt wird und es zu einem ständigen Ausstrom von Wasser aus dem Dünndarm kommt. John Mekalanos von der Harvard Medical School konnte nun zeigen, daß die Gene für das Cholera-Toxin auf einem transferablen genetischen Element, dem Ctx-Phagen, lokalisiert sind, so daß die gefährliche genetische Fracht leicht von einem Vibrio-Stamm auf einen anderen übertragen werden kann. Weiterhin benötigen die Cholera-Bakterien Haftfaktoren, um sich im Dünndarm zu etablieren. Die Gene für die TCP(«toxin co-regulated pilus»)-Adhäsine sind nun auf einer Vibrio-Pathogenitätsinsel (VPI) lokalisiert, wie James Kaper aus Baltimore beweisen konnte. Diese Zellwandanhängsel werden von den Vibrionen nicht nur dazu benötigt, den Darm zu kolonisieren, sie sind auch dazu da, um den Bakteriophagen, die mit den Cholera-Toxin-Genen Ctx beladen sind, eine Möglichkeit des Andocken an die Bakterien zu geben. Bei diesen Prozessen zeigt sich einer der raffinierten Tricks der pathogenen Mikroben: ohne Anheftung der Bakterien an die Darmzellwand keine Giftbildung, deshalb die Ko-Evolution zwischen Adhärenz auf der einen und Toxinbildung auf der anderen Seite. Neben dem Cholera-Toxin und den TCP-Adhärenzfaktoren bilden die Cholera-Bakterien noch weitere Pathogenitätsfaktoren aus. Dazu zählen Zellwandproteine, andere Toxine, die schon erwähnten Polysaccharide O1 bzw. O139 und eine Geißel, die wie bei *Helicobacter* der Fortbewegung dient. Alle diese bakteriellen Virulenzfaktoren werden nun durch das Wirken von molekularen Schaltern dosiert und nur bei Bedarf an- beziehungsweise abgeschaltet, so daß ein Geheimnis des Erfolges dieser Bakterien darin besteht, nicht nur über die krankmachenden Faktoren selbst zu verfügen, sondern diese auch noch sehr ökonomisch einzusetzen.

Wie berichtet, hat sich die Cholera in nunmehr acht großen Zügen weltweit ausgebreitet. Auch heute trägt diese Erkrankung zu der Vielzahl von Darminfektionen bei, die vor allem in den Ländern der Dritten Welt zu beklagen sind. Die WHO geht von 1 bis 1,5 Milliarden Fällen von schweren Darminfektionen pro Jahr weltweit aus. Dabei kommt es zu 2 bis 3 Millionen Todesfällen, wobei vor allem Kinder einer Darminfektion erliegen. Mit anderen Worten, die Darminfektionen tragen ganz entscheidend zu der weltweit hohen Kindersterblichkeit bei. Die Ursachen für die Ausbreitung von Darminfektionen liegen zumal in den tropischen Ländern in den unzureichenden sanitären Verhältnissen, der ungenügenden Trinkwasseraufbereitung, der Verbreitung von kontaminierten Lebensmitteln und der schlechten Abwasseraufbereitung, die eine Weitergabe der Erreger erlauben. Aber auch in Industrieländern kommen weiterhin Darminfektionen vor. In Deutschland rechnet man mit 1 bis 1,5 Millionen Fällen pro Jahr. Neben lebensmittelassoziierten Infektionen fördert auch die intensive Fernreisetätigkeit der Deutschen, verbunden mit unsachgemäßem Verhalten in tropischen Ländern, die Verbreitung von Darminfektionen: Immerhin geben 30–40% von Reisenden in tropische Länder an, eine Durchfallerkrankung erlitten zu haben, rund 5% der Reisenden müssen sich ärztlich behandeln lassen. Auch in unseren Breiten handelt es sich bei den Darminfektionen also durchaus nicht um Bagatellen, sondern um ernstzunehmende Erkrankungen, die zu schweren Komplikationen führen können.

Die momentan weltweit 1 bis 1,5 Milliarden Darminfektionen pro Jahr sind jedoch nicht nur auf das Wirken der Cholera zurückzuführen. Vielmehr sind neben *Vibrio cholerae* zahlreiche weitere pathogene Mikroorganismen bekannt, die zu schweren Durchfallerkrankungen führen können. Dies können sowohl Viren, eukaryontische Parasiten als auch andere Bakterien sein. Man geht davon aus, daß nahezu die Hälfte der Darminfektionen durch Viren verursacht werden, hier wären das Norwalk-Virus, das zur Gruppe der Calici-Viren zählt, und das Rota-Virus zu nennen. Letzteres tritt oft zusammen mit bakteriellen Erregern auf. Eine Reihe von darmpathogenen Erregern sind jedoch nicht nur für Darminfektionen verantwortlich, vielmehr können sie auch andere Organe befallen und dort verheerende Krankheitsprozesse in Gang setzen. Zu diesen Erregern zählt das Poliomyelitis-Virus, das sich im Darm vermehrt, dann jedoch zu Infektionen des Nervensystems mit den bekannten Symptomen der Kinderlähmung führt. Im Gegensatz zu vielen anderen darmpathogenen Erregern kann man sich gegen eine Infektion mit dem Polio-Virus jedoch durch einen potenten Impfstoff schützen, der seit den 1950er Jahren in vielen Ländern, darunter auch in Deutschland, erfolgreich eingesetzt wird.

Ein weiterer häufig vorkommender darmpathogener Erreger ist der Verursacher der Amöbenruhr, *Entamoeba histolytica.* Hierbei handelt sich um einen eukaryontischen Krankheitserreger, der sich von seinem nur schwach pathogenen Verwandten *E. dispar* durch das Wirken einer Reihe von Pathogenitätsfaktoren unterscheidet, zu denen auch ein Toxin, das Amoebapore, und eine Protease zählt. Proteasen sind Enzyme, die andere Eiweiße abbauen können. Die Amöbenruhr ist eine schwer verlaufende Erkrankung, die vor allem in Afrika und Südostasien zu Hause ist. Im Gegensatz dazu wird die «echte» Ruhr jedoch durch bakterielle Erreger, die Shigellen, ausgelöst. Die Shigella-Infektionen sind auch deshalb so gefürchtet, weil nur etwa 100 Bakterien ausreichen, um eine Infektion beim Menschen auszulösen, die durch schwere Durchfälle mit blutigen Stühlen und unter bestimmten Bedingungen auch durch Krankheitsprozesse des Nervensystems gekennzeichnet ist.

Die Shigellen wurden 1898 erstmals von dem japanischen Bakteriologen Kiyoshi Shiga (1870–1957) beschrieben und weisen einen interessanten Infektionszyklus auf. Die Mikroben dringen dabei in Zellen des Dünndarms ein und können sich dann innerhalb der menschlichen Zellen vermehren und sich sogar von Zelle zu Zelle fortbewegen. Aus den Arbeiten verschiedener Gruppen, insbesondere aus Experimenten von Philipp Sansonetti vom Pariser «Institute Pasteur», geht hervor, daß bei der Shigella-Infektion Eiweiße eine Rolle als Pathogenitätsfaktoren spielen, die von einem Plasmid kodiert und die durch ein Typ-III-Sekretionssystem in die eukaryontische Zelle transportiert werden. Einige dieser Eiweiße der Ruhrerreger werden auch als «Invasine» bezeichnet, da sie den Bakterien die Möglichkeit eröffnen, eine Invasion in die Darmzellen zu starten, um sich dann dort intrazellulär zu vermehren. Hier sind die Bakterien weder für Antikörper noch für Freßzellen zu erreichen, sie können sich im nährstoffreichen Inneren der Darmzellen gut ernähren und Krankheitsvorgänge auslösen, die letztlich zu den schweren Ruhr-Infektionen führen.

Ebenfalls intrazellulär, also in den menschlichen Darmzellen, etablieren sich die pathogenen Salmonellen, die gleichfalls als wichtige darmpathogene Krankheitserreger bekannt sind. Wie die Shigellen werden auch die Salmonellen durch kontaminiertes Wasser und durch verseuchte Nahrungsmittel übertragen. Allerdings verbleiben die Salmonellen, wenn sie einmal eine menschliche Zelle erreicht haben, im Gegensatz zu den Ruhrerregern, in einem durch Membranen umhüllten Raum, der Vakuole, und vermehren sich dort. Viele der humanen darmpathogenen Salmonella-Varianten haben ihren ursprünglichen Lebensraum im Darm oder sogar im Magen von Tieren. Werden sie von Rindern, Geflügel, Ziegen oder Schweinen auf den Menschen übertragen – dies kann durch kontaminiertes Fleisch oder durch infizierte Eier geschehen –, dann lösen sie Darminfektionen – die Salmonellosen – aus. Solche Infektionen, die vom Tier auf den Menschen übertragen werden, nennt man, wie bereits dargestellt, Zoonosen. Früher wurde die Bedeutung von Zoonosen eher als gering eingeschätzt. Heute weiß man jedoch, daß viele Infektionserreger des Menschen tierischen Ursprungs sind. Neben Durchfallerkrankungen wie Salmonella- und EHEC-Infektionen werden auch die Influenza- und Corona-Viren, die Grippe bzw. SARS auslösen, Staphylokokken, ja sogar die HI-Viren, die zu AIDS führen, und die von BSE-infizierten Kühen herrührenden Prion-Proteine als Zoonose-Erreger betrachtet.

Aber zurück zu den Salmonellen: Bestimmte Typen von Salmonellen, die Varianten *Salmonella typhi* und *Salmonella paratyphi*, haben nun die Fähigkeit, sich vom Darm über das Blut in andere Organe auszubreiten, wo sie dann für schwere Allgemeininfektionen verantwortlich sein können. Im Falle der Polio-Infektion wurde ja bereits darauf hingewiesen, daß ehemals darmpathogene Erreger auch an anderen Orten des menschlichen Körpers infektiös sein können. Typhus-Bakterien können auch über verseuchtes Wasser übertragen werden. Eine andere

Quelle der Infektion ist jedoch der Mensch selbst, da bis zu 5 % der Infizierten weiter mit Typhus-Bakterien besiedelt sind; als «Dauerausscheider» können sie die Bakterien dann auf andere Personen übertragen. Eine Darminfektion durch *Salmonella typhi* kann also in eine Infektion des Blutes und anderer Organe übergehen, unbehandelt führen diese Infektionen oft zum Tode. In seinem Roman «Buddenbrooks» gab Thomas Mann vor nunmehr 100 Jahren eine klassische Beschreibung der klinischen Symptomatik des *Typhus abdominalis*, die nach wie vor aktuell ist. Es erkrankt der junge Hanno Buddenbrook, und unter der Maxime, «mit dem Typhus ist es folgendermaßen bestellt», illustriert Thomas Mann die verschiedenen Stadien der Erkrankung vom Beginn «einer seelischen Mißstimmung» über «heftige Frostanfälle» und «schweres Fieber bis zur völligen Schwäche mit lauten Delirien», die in der «glühenden Verlorenheit» des Kranken gipfelt. Im Roman verstirbt der kleine Hanno an dieser Erkrankung, was symbolhaft den Niedergang der Familie Buddenbrook beschließt.

Während also der Abdominaltyphus in unseren Breiten heute kaum noch eine Rolle spielt, hat in den letzten Jahren eine anderen Darminfektion, die ebenfalls zu Symptomen außerhalb des Darmes führt, von sich reden gemacht: die EHEC-Infektion. Die EHEC-Bakterien, eigentlich «enterohämorrhagische *Escherichia coli*», zählen zur Gruppe der pathogenen *E.-coli*-Varianten. Im folgenden Kapitel wird noch ausführlich dargelegt werden, daß diese *E.-coli*-Bakterien zum einen als normale Darmbewohner beim Menschen und bei vielen Tieren zu Hause sind. Haben sie jedoch bestimmte zusätzliche Gene aufgenommen, so können aus den harmlosen Darmbakterien gefährliche Seuchenerreger werden, die schwere Infektionen des Darmes und außerhalb des Darmes auslösen können. Die EHEC-Varianten, die 1982 erstmals beschrieben wurden, sind nun in der Lage, schwere Entzündungen des Dickdarmes herbeizuführen, eine sogenannte «Hämorrhagische Colitis» (HC). Diese pathogenen EHEC-Bakterien bilden dabei ein Gift, das als «Shiga-Toxin» (Stx) bezeichnet wird und welches die RNS von eukaryontischen Zellen so verändert, daß diese schnell zugrunde gehen.

Das Toxin kann nun auch in die Nieren gelangen, wo es sich sammelt und schwere Schäden verursacht, die zur Funktionsunfähigkeit der Nieren führen können. Die Erkrankung kann mit einer Nierentransplantation enden, sie kann aber auch zum Tode führen. Diese Komplikationen, die auch als «Hämolytisch Urämisches Syndrom» (HUS) bezeichnet werden, treten vor allem bei Kindern auf, was eine EHEC-Infektion besonders dramatisch macht. Zwischenzeitlich ist bekannt, daß EHEC-Bakterien, wie auch viele Salmonellen, ihr Reservoir im Verdauungstrakt von Rindern haben, von wo sie u. a. über rohes Fleisch oder über kontaminierte Milch ihren Weg in die menschliche Nahrungskette finden können. Übrigens nutzen die Stx-Toxine beim Menschen einen Ankerpunkt – einen Rezeptor – auf der Darm- oder der Nierenzelle, mit dessen Hilfe sie in die menschlichen Zellen gelangen. Gerade dieser Ankerpunkt fehlt jedoch den Rinderzellen, was ein Grund dafür sein mag, daß EHEC-Bakterien sich in großer Zahl im Darm der Rinder aufhalten können, ohne eine Infektion auszulösen, daß sie aber nach Übertragung auf den Menschen sehr schnell infektiös werden.

Zusätzlich zu dem Stx-Toxin bilden EHEC-Bakterien noch weitere krankmachende Faktoren, die alle zur Infektion des Menschen beitragen können.

Neben den EHEC-Varianten gibt es aber noch weitere *E.-coli*-Typen, die Darminfektionen beim Menschen und bei vielen Tieren auslösen können. Dabei produziert eine pathogene *E.-coli*-Variante ein Toxin, das dem Cholera-Gift Ctx sehr ähnlich ist; die von diesen *E.-coli*-Varianten ausgelöste Infektion verläuft dann auch wie eine Cholera-Infektion. Eine andere Variante von *E. coli* löst Infektionen aus, die der Ruhr ähneln, auch diese Varianten produzieren Pathogenitätsfaktoren, wie sie ebenfalls von Shigellen gebildet werden.

Die Frage, die sich bei der Betrachtung der zahlreichen und oft sehr schwer verlaufenden Darminfektionen aufdrängt, ist letztlich die nach den Möglichkeiten einer ausreichenden Behandlung und Vorbeugung. Warum kommt es immer noch zu den vielen, oft sehr schwer verlaufenden Darminfektionen, obwohl man heute doch die meisten Erreger recht genau kennt und sogar die Krankheitsprozesse beschreiben kann? Die Antwort auf diese Frage ist komplex: Zum einen haben Durchfallerkrankungen oftmals eine starke soziale und gesellschaftliche Komponente. Viele der Erreger werden durch kontaminiertes Wasser oder durch verseuchte Lebensmittel übertragen. Während es in den Industrieländern eine Überwachung der Wasserqualität und der Nahrungsmittel – die allerdings oft nur unzureichend funktioniert – gibt, fehlt dies in vielen Entwicklungsländern gänzlich. Somit kommt es immer wieder zu einer Ausbreitung der gefährlichen Cholera-Bazillen, der Salmonellen oder der Amöben durch Trinkwasser und Nahrungsmittel.

Es ist nach wie vor sehr schwierig, effektive Impfstoffe gegen Verursacher von Darminfektionen zu entwickeln. Zum einen ändern bestimmte Erreger wie *V. cholerae* häufig ihre Zelloberfläche, so daß schon entwickelte Impfstoffe unwirksam werden können. Zum anderen halten die Schutzmechanismen, die durch die Impfstoffe im menschlichen Körper induziert werden, oftmals nur kurze Zeit an, so daß eine ausreichende Immunität auch immer nur kurzfristig aufrechterhalten werden kann. Das bedeutet, daß bestimmte Impfungen immer wieder neu durchgeführt werden müßten, was zumal in Ländern mit schlechter Infrastruktur nur schwer möglich ist. Weiterhin lassen sich viele Darminfektionen nur unzureichend mit Antibiotika behandeln, ja in manchen Fällen, wie bei der Behandlung von EHEC-Infektionen, kann eine Antibiotika-Behandlung sogar einen negativen Effekt haben, da sie die Toxinbildung kurzfristig steigern und somit der Infektion weitere Schubkraft geben könnte. Deshalb ist es nötig, standardisierte und wirksame Behandlungsstrategien für Darminfektionen zu erarbeiten und auch umzusetzen. Nur durch eine Vielzahl von abgestimmten Maßnahmen, beginnend vom Ausbau der Infrastruktur in Entwicklungsländern über eine bessere Lebensmittelüberwachung und eine effizientere Wasseraufbereitung bis hin zur Entwicklung neuer Impfstoffe und zur Etablierung neuer Therapiekonzepte, wird es möglich sein, Darminfektionen dauerhaft zu minimieren.

5. Infektionsmodell und Krankheitserreger: Harnwegsinfizierende *Escherichia coli*

Als Theodor Escherich (1857–1911), ein junger Assistenzarzt am Würzburger Juliusspital, im Jahre 1886 seine Habilitationsschrift unter dem Titel «Die Darmbakterien des Säuglings und ihre Beziehungen zur Physiologie der Verdauung» vorlegte, ahnte er wohl kaum, daß er mit seinen Untersuchungen die beispielhafte Karriere einer Bakterien-Spezies begründen sollte. Er gab nicht nur den Startschuß zur wissenschaftlichen Analyse der Darmflora und der Aufklärung von Durchfallerkrankungen und Infektionen der Harnwege. Escherichs Arbeiten waren auch der Beginn einer besonderen Erfolgsstory: der Untersuchungen des wichtigsten Modell-Bakteriums weltweit, das seit 1919 Escherichs Namen trägt, *Escherichia coli*.

Zunächst einmal konnte Escherich bei seinen Arbeiten, die er in Würzburg begann und dann auf den weiteren Stationen seiner wissenschaftlichen Laufbahn in München, Graz und Wien fortsetzte, zeigen, daß die Darmflora des Menschen aus vielen mikrobiellen Arten zusammengesetzt ist. Heute wissen wir, daß es etwa 400 Spezies sind, die sich in unserem Darm tummeln, einige davon als Krankheitserreger, die meisten allerdings als harmlose oder vielleicht sogar als nützliche sogenannte kommensale Keime, kleine «Tischgenossen» des *Homo sapiens*. Escherich konnte weiter nachweisen, daß eine bestimmte Spezies bei fast allen Probanden, die er untersuchte, zu isolieren war. Er nannte diese Mikroben *Bacterium coli commune*, und ihm zu Ehren wurden sie dann bereits 1919 in *Escherichia coli* umbenannt. *Escherichia coli* oder *Bacterium coli commune* ist jedoch nicht nur als normaler Bewohner des Darmes des Menschen und vieler Tiere anzusehen. Schon Escherich und andere Mikrobiologen seiner Zeit konnten nachweisen, daß Artgenossen der harmlosen *E.-coli*-Bakterien durchaus für Durchfallerkrankungen verantwortlich sein können, wie dies im vorangegangenen Kapitel dargestellt wurde.

E. coli machte dann in der zweiten Hälfte des 20. Jahrhunderts eine ganz besondere Karriere, als Joshua Lederberg und andere Bakteriengenetiker in Stanford eine *E.-coli*-Variante, die im Jahre 1922 isoliert wurde, aus der Stammsammlung der dortigen Medical School ausgruben. Dieses Bakterium, das aus dem Stuhl eines Diphtherie-Patienten stammte, nannten sie *E. coli* K-12. Das K-12-Isolat wurde dann später zum Haustier der Molekularbiologen und Genetiker weltweit, es stellte die Basis dar für über 3000 verschiedene Mutanten, und mit seiner Hilfe wurden grundlegende Mechanismen der Physiologie von Bakterien, des Gentransfers und der Genregulation erarbeitet. Allein acht Nobelpreise wurden in den letzten 40 Jahren für Arbeiten mit *E. coli* vergeben.

Escherichia coli wurde aber noch aus einem anderen Grunde ein bevorzugtes Forschungsobjekt der Mikrobiologen. Bakterien dieser Art sind nicht nur für viele Darminfektionen verantwortlich, sie sind auch Auslöser für weit über die Hälfte aller Infektionen der Harnwege – insbesondere von Erkrankungen der Blase und der Niere. Schon Theodor Escherich stellte in einer Schrift aus dem Jahre 1894 die These auf, daß die Darmflora als Quelle für harnwegspathogene Mikroorganismen in Frage käme und daß es bei Harnwegsinfektionen zu einem Transport eigener Bakterien aus dem Darm in die Blase und die Nieren käme. Diese Theorie hat sich mittlerweile als völlig richtig erwiesen, mit Hilfe des «genetischen Fingerabdruckes» – einer Methode zur genetischen Identifizierung von Bakterien – konnte gezeigt werden, daß in der Tat die eigene Darmflora als Reservoir für Harnwegsinfektionen anzusehen ist.

Die Tatsache, daß sich pathogene Mikroorganismen aus der eigenen Körperflora rekrutieren, ist nun jedoch nicht auf die harnwegsinfizierenden uropathogenen *E.-coli*-Bakterien beschränkt. Vielmehr handelt es sich hierbei um ein wichtiges Prinzip der Infektionsbiologie, das auch bei vielen anderen Infektionen zu beobachten ist.

Harnwegsinfektionen sind nicht selten – im Gegenteil, sie

stellen die häufigsten bakteriellen Infektionskrankheiten in den Industrieländern dar. In Deuschland rechnet man mit etwa zwei Millionen Arztbesuchen pro Jahr, die auf eine Harnwegsinfektion zurückzuführen sind. Meistens, nämlich bei 95 % der Infekte, handelt es sich um Blasenentzündungen, die in der Regel recht gut mit Hilfe von Antibiotika zu behandeln sind. Die restlichen 5 % der Harnwegsinfektionen stellen jedoch Nierenbekkenentzündungen dar, die sehr schmerzhaft sein können und die sich einerseits zu einer Blutvergiftung oder Sepsis, andererseits zu einer Nierenkapselentzündung entwickeln können, letztere kann in schweren Fällen zur Nierentransplantation führen.

Bei den Harnwegsinfektionen handelt es sich oft um chronische Infekte oder um Reinfektionen, die häufig wiederkehren und die dann sehr schwer dauerhaft zu behandeln sind. An dieser Tatsache sind meist bestimmte Eigenschaften der Patienten beteiligt. So treten oft Harnwegsinfekte auf, wenn es zu Nierensteinbildung gekommen ist, wenn der Urin nicht gut abfließen kann oder wenn etwa nach einer Infektion ein Katheter gelegt werden muß. Man sieht also, bei den Harnwegsinfektionen handelt es sich nicht um Bagatell-Infekte, sondern um wichtige Infektionen, die entsprechend erforscht und behandelt werden müssen. Eine Behandlung umfaßt meistens eine Therapie mit Hilfe von Antibiotika. Wenn resistente Bakterien an der Infektion beteiligt sind oder wenn es immer wieder zu Neuinfektionen kommt, dann müssen aber weitere Maßnahmen erwogen werden, die oft eine Stärkung der Abwehr zum Ziel haben. Auch die Beeinflussung der Infektionsquelle, nämlich der eigenen Darmflora, etwa über probiotisch wirkende Bakterien oder Pilze, kann zum gewünschten Behandlungsziel führen.

Die meisten Harnwegsinfektionen werden, wie bereits ausgeführt, von *Escherichia-coli*-Bakterien ausgelöst. Daneben kommen auch Bakterien der Arten *Pseudomonas aeruginosa* oder *Klebsiella pneumoniae* sowie Staphylokokken und Enterokokken als Verursacher in Frage. Es drängt sich nun die Frage auf, ob etwa alle *E.-coli*-Varianten oder generell all die unterschiedlichen Bakterien, die sich im Darm von Menschen und Tieren befinden, derartige Infektionen auslösen können oder ob es bestimmte Typen gibt, die dazu besonders befähigt sind. Seit nunmehr 20 Jahren weiß man, daß in der Tat bestimmte Varianten von *E. coli* derartige Infektionen besonders häufig auslösen, sie werden auch als uropathogene *E. coli* (UPEC) bezeichnet. Aus der Gruppe der UPEC-Varianten rekrutieren sich auch die sepsisauslösenden *E. coli* und die kleine Gruppe der *E.-coli*-Keime, die den Geburtskanal von Schwangeren besiedeln und dann Hirnhautentzündungen bei Neugeborenen auslösen können. Alle diese *E.-coli*-Varianten tragen oft eine Kapsel auf ihrer Oberfläche, die sie unangreifbar für die menschliche Abwehr macht. Weiterhin produzieren sie Toxine, darunter ein Hämolysin, das intensiv von Werner Goebel aus Würzburg studiert wurde und das rote Blutzellen, aber auch andere menschliche Zellen auflösen kann. Diese pathogenen *E.-coli*-Varianten produzieren weiter bestimmte Haftfaktoren, sogenannte Fimbrien-Adhäsine, die es ihnen ermöglichen, den Harnweg zu kolonisieren. Darüber hinaus können uropathogene Bakterien aus ihrer Umgebung sehr gut das lebenswichtige Eisen aufnehmen, in dem sie mehrere spezielle Eisenaufnahmesysteme produzieren.

Durch die Totalsequenzierung des Genoms von uropathogenen *E.-coli*-Bakterien und den Vergleich mit der Sequenz einer nichtpathogenen *E.-coli*-K-12-Variante lassen sich die Gene, die für diese Virulenzfaktoren kodieren, nunmehr sehr gut erkennen und studieren. Insofern hat die Analyse von harnwegspathogenen *E.-coli*-Bakterien eine Reihe von Erkenntnissen gebracht, die auch auf die Analyse anderer pathogener Bakterien übertragen werden können. Auch bei UPEC-Varianten liegen die «Pathogenitätsgene» oft auf distinkten Strukturen des Chromosoms, den schon erwähnten Pathogenitätsinseln. Häufig sind auch Plasmide an der genetischen Ausstattung der uropathogenen Bakterien beteiligt. Interessant ist auch hier die Tatsache, daß diese genetischen Elemente zwischen verschiedenen Stämmen und Arten austauschbar sind, so daß sich in der Natur mit Hilfe des horizontalen Gentransfers augenscheinlich immer neue Varianten herausbilden, die dann optimal an die Lebensverhältnisse im Darm, ihrem primären Standort, aber auch im Harnweg, dem Ort ihrer Infektion, angepaßt sind.

So ist im Laufe der letzten 100 Jahre das *Bacterium coli commune* nicht nur zu einem der wichtigsten Krankheitserreger avanciert, *Escherichia coli* hat sich auch zu dem Modellsystem *par excellence* für die molekulare Analyse von pathogenen Infektionserregern und damit zu einem lebenswichtigen Werkzeug der gesamten Molekularbiologie entwickelt.

6. Krank durch das Krankenhaus? Resistente Keime

Als zum Abschluß einer internationalen Konferenz über Infektionskrankheiten ein namhafter spanischer Mikrobiologe nach seinem Resümee gefragt wurde, da antwortete er kurz entschlossen: «Bacteria never forget!» Nun war nicht etwa gemeint, daß Bakterien über ein kollektives Gedächtnis verfügen würden, mit dessen Hilfe sie Erinnerungen speichern könnten; dies ist ja bekanntlich uns Menschen vorbehalten, und es erweist sich oft als kurz genug. Gemeint war vielmehr das «genetische Gedächtnis» der Mikroben. Anders formuliert hätte jener Satz auch lauten können, daß Gene, die einmal in den mikrobiellen Genpool eingebracht und laufend selektiert würden, nicht mehr verlorengehen. Bedeutung hat dies vor allem für die Gene, die für die Resistenzen gegen Antibiotika verantwortlich sind. Dies war auch der Hintergrund für die Bemerkung, daß Bakterien nichts vergessen würden.

Bisher haben ausnahmslos alle Antibiotika, die in die Human- oder Veterinärmedizin eingeführt wurden, nach nur kurzer Zeit die Entwicklung einer entsprechenden Resistenz nach sich gezogen. Dies ist ja vielleicht noch verständlich bei Antibiotika, die von bestimmten Bodenbakterien produziert werden, welche sich dann selbst mittels Resistenzen gegen ihre eigenen Produkte schützen. Aber auch gegen Substanzen, die komplett synthetisch hergestellt wurden, wie die Quinolone, haben sich resistente Bakterien entwickelt. Und die meisten Resistenzgene sind hochmobil, ja sie finden sich auch und gerade bei Arten, bei denen man sie nicht erwarten würde und wo sie besonders unangenehm sind. So war es auch fast schon keine Überraschung mehr, daß im Juli 2002 in einer Klinik in Michigan, USA, erstmals ein Eiterbakterium, ein *Staphylococcus-aureus*-Stamm, isoliert wurde, der die Resistenzgene gegen das Antibiotikum Vancomycin enthielt. Bei bestimmten Darmbakterien, den Enterokokken, war die Vancomycin-Resistenz schon im Jahre 1986 aufgetreten, für Staphylokokken-Infektionen galt Vancomycin immer noch als letztes und relativ sicheres Medikament. Auch damit war es nun vorbei. Und daß das vancomycinresistente *S.-aureus*-Bakterium aus dem Krankenhaus-Milieu isoliert wurde, also von einer sogenannten «nosokomialen Infektion» stammte, auch das konnte man fast schon erwarten.

Krankenhausbedingte, sogenannte nosokomiale Infektionen haben in den letzten Jahren, vor allem in den Industriestaaten, ständig zugenommen, sie werden mittlerweile auch von der Öffentlichkeit als die Kehrseite des medizinischen Fortschritts wahrgenommen. In Deutschland rechnet man mit bis zu einer Million derartiger Infektionen pro Jahr, in den USA sind es etwa drei bis vier Millionen Infektionen jährlich. Der Grund für die Zunahme dieser Infektionen liegt zunächst einmal in der Medizin selbst begründet. Vergleicht man die heutige Situation in der Intensivmedizin, in der Transplantationschirurgie oder in der Onkologie mit der von vor 20 Jahren, so fällt auf, daß jetzt viel mehr ältere Patienten behandelt werden als früher. Weiterhin nimmt die Zahl der schweren und schwersten Eingriffe ständig zu, und die Behandlungsstrategien werden immer komplizierter und aufwendiger. Dieser enorme medizinische Fortschritt verlängert und erhält vielen Patienten das Leben. Als Konsequenz dieser an sich erfreulichen Entwicklung kann es aber immer wieder zu Komplikationen kommen, zu denen auch die «Krankenhaus-Infektionen» zählen. So nimmt es nicht wunder, daß zu den nosokomialen Infektionen vor allem Harnwegsinfektionen bei älteren Patienten, besonders nach Katheterisierung, Atemwegs- und Lungeninfektionen nach künstlicher Beatmung, ferner Wundinfektionen und Sepsis nach schweren Operationen und Transplantationen sowie Infektionen nach Chemotherapie zählen.

Als Infektionserreger werden vor allem opportunistische (an sich nicht krankmachende Keime im Organismus, die ihre krankmachende Wirkung erst nach einer immunschwächenden Vorerkrankung oder -behandlung entfalten) Keime nachgewiesen, wie dies für die Harnwegsinfektionen bereits beschrieben wurde, wobei besondere Erreger aus der Gruppe der Staphylokokken und der Enterokokken eine große Rolle spielen. Weiterhin sind bei Harnwegsinfekten und bei Sepsis-Fällen auch *Escherichia coli* und *Pseudomonas aeruginosa* stark vertreten. Weiter im Zunehmen begriffen sind die Pilzinfektionen, die im nächsten Kapitel ausführlicher dargestellt werden. Von den Staphylokokken war bis vor kurzem vor allem *Staphylococcus aureus* als Infektionserreger, meist bei Wundinfektionen und als Verursacher von eitrigen Entzündungen der Haut, in Erscheinung getreten. Als nosokomialer Erreger tritt nun neben *S. aureus* aber verstärkt *Staphylococcus epidermidis* auf den Plan. Dieses Bakterium war früher nur als nichtpathogener Besiedler der Haut aufgefallen. Es ist besonders den Arbeiten von Gerhard Pulverer und Georg Peters aus Köln und Münster zu danken, daß die klinische Bedeutung von *S. epidermidis* erkannt wurde.

Vor allem hat die Tatsache, daß *S. epidermidis* und die anderen nosokomialen Keime nunmehr auch als Sepsis-Erreger und als Infektionskeime bei Patienten mit Kathetern und anderen Fremdkörpern wie Herzschrittmachern und künstlichen Gelenken vorkommen, zu einer genaueren Analyse der Pathomechanismen dieser Keime geführt. Es zeigte sich, daß Keime, die aus dem Blut von Patienten isoliert worden waren, die Fähigkeit hatten, dicke Bakterienschichten auf Oberflächen, etwa auf Kathetern oder künstlichen Gelenken, auszubilden. Diese Schichten werden auch als «Biofilme» bezeichnet. Biofilme kommen eigentlich überall in der Natur, in Wassersystemen, auf allen natürlichen und künstlichen Oberflächen vor. Bei Patienten, die zudem noch immunsupprimiert sind, kann die Biofilmbildung jedoch fatale Folgen haben, indem so der Herd für eine Infektion gesetzt wird. Bakterien innerhalb von Biofilmen sind zudem für Abwehrzellen, aber auch für Antibiotika sehr schlecht erreichbar, so daß, ausgehend von diesen bakteriellen Ansammlungen, immer größere Mengen von Mikroben in den Körper geschwemmt werden. Interessanterweise zeigen bei *S. epidermidis* jedoch nur wenige Bakterien, die von der Haut gesunder Personen isoliert wurden, aber viele Krankheitserreger eine solche Biofilmbildung, so daß man davon ausgehen kann, daß biofilmpositive *S.-epidermidis*-Varianten besonders dazu befähigt sind, Infektionen auszulösen. Mittlerweile ist bekannt, daß die Gene für die Biofilmbildung bei *S. epidermidis* auf einem genetischen DNS-Fragment liegen, das möglicherweise durch Gentransfer erworben und dann in das *S.-epidermidis*-Genom integriert wurde. Die Biofilmbildung ist nun aber keineswegs auf *S. epidermidis* beschränkt, auch andere nosokomiale Erreger sind in der Lage, in dieser Lebensform zu existieren und so Infektionen auszulösen.

Im Zusammenhang mit der Biofilmbildung bei pathogenen Staphylokokken, aber auch bei anderen Bakterien wie Pseudomonas wurde nun ein Phänomen beobachtet, das mittlerweile unter dem Begriff «Quorum sensing» große Aufmerksamkeit erlangt hat. Unter Quorum sensing wird die Fähigkeit von Bakterien verstanden, erst dann bestimmte Gene zu aktivieren, wenn die bakterielle Lebensgemeinschaft eine bestimmte Dichte erreicht hat. Dies schaffen die Bakterien, indem sie kleine Moleküle, sogenannte «Autoinducer», produzieren, die leicht durch die bakterielle Zellwand gelangen können, um hier Gene gezielt an- und abzuschalten. Sind nun nur wenige Bakterien an einem Standort vorhanden, so reicht die bakterielle Zelldichte nicht aus, das «Quorum» ist zu klein, um genügend Autoinducer-Substanz zur Genregulation zu bilden. Nur größere Gemeinschaften produzieren genug von diesen Substanzen, damit sie bestimmte Gene aktivieren oder auch inaktivieren können. Da solche Autoinducer auch zwischen unterschiedlichen bakteriellen Arten ausgetauscht werden, die Bakterien also miteinander kommunizieren können, wird bereits von «bacterial small talk» oder, etwas wissenschaftlicher, von einer «Mikrobiellen Soziobiologie» gesprochen. Während es noch umstritten ist, ob das

Quorum-sensing-System der Staphylokokken auch die Biofilmgene aktiviert, ist dies für Pseudomonaden kürzlich gezeigt worden. Neben der Biofilmbildung werden viele weitere bakterielle Eigenschaften, von der Toxinbildung bis hin zur Produktion von Zuckermolekülen, die auf der Zellwand lokalisiert sind, über die äußerst ökonomisch arbeitenden Quorum-sensing-Systeme reguliert.

Neben der Biofilmbildung und dem Quorum sensing gibt es eine weitere Eigenschaft von pathogenen Staphylokokken, der insbesondere bei nosokomialen Infektionen Bedeutung zukommt: die Fähigkeit, als kleine, nichtvermehrungsfähige «Mini-Keime» in den menschlichen Zellen zu verweilen und so sowohl einer Antibiotika-Therapie als auch der menschlichen Abwehr zu entgehen. Man spricht davon, daß die Bakterien als «small colony variants» (SCV) existieren würden. Neben der Tatsache, daß die SCV-Formen zu einer persistierenden, also langanhaltenden Infektion führen können, die erst nach Monaten zum Ausbruch kommt, ist hier zu beachten, daß diese Varianten oftmals mittels konventioneller Nachweisverfahren, etwa der Anzucht von Bakterien auf Labormedien, nicht wahrgenommen werden. Hinzu kommt, daß SCV-Formen aufgrund einer veränderten Zellwand resistent gegen einige der gängigen Antibiotika, etwa gegen Gentamicin, geworden sind, was ihre Bekämpfung weiter erschwert.

Die Virulenzeigenschaften von Staphylokokken und anderen nosokomialen Erregern umfassen neben den beschriebenen Mechanismen der Biofilmbildung, des Quorum sensing und der Fähigkeit zur Small-colony-Variation noch die Produktion einer Reihe von Adhärenzmolekülen, Toxinen und extrazellulären Enzymen. Viele dieser Eigenschaften werden, wie das auch schon für andere Keime beschrieben wurde, nicht ständig ausgebildet, sie unterliegen vielmehr einer Reihe von Regulationsphänomenen und einem beständigen Phasenwechsel, was es so schwermacht, die Keime zu erfassen und mittels einer geeigneten Behandlung dauerhaft zu eliminieren.

Weiterhin spielt bei nosokomialen Erregern ein Phänomen eine Rolle, auf das schon hingewiesen wurde und das nicht auf diese Keime beschränkt ist, hier jedoch die allergrößten Konsequenzen hat: das Problem der Antibiotika-Resistenzen. Es wurde bereits ausgeführt, daß praktisch seit Beginn der Ära der antimikrobiellen Chemotherapie, also seit Mitte des 20. Jahrhunderts, Resistenzen gegen die jeweiligen Medikamente auftreten. Dabei war es schon immer der Traum von Generationen von Ärzten, Mittel in die Hand zu bekommen, die selektiv gegen die Mikroben als Verursacher von Infektionen wirksam wären. Erste Erfolge erzielte Paul Ehrlich bereits 1909 mit dem Salvarsan, das er gegen Syphilis-Keime, die Treponemen, einsetzte. Alexander Flemming entdeckte dann 1929 das Penicillin als ein Naturprodukt des Pilzes *Penicillium notanum*. Es dauerte noch einige Jahre, bis ein erstes Penicillin-Präparat Mitte der 1940er Jahre verfügbar war. Zwischenzeitlich war auch das Sulfonamid von Gerhard Domagk (1895–1964) entwickelt worden. Damit hatte die Ära der antimikrobiellen Chemotherapie begonnen und damit aber auch das Zeitalter der Antibiotika-Resistenzen.

Am Anfang der Antibiotika-Ära standen jedoch zunächst einmal die Erfolge der neuen Präparate. Es wurden neben dem Penicillin und dem Sulfonamid in den 50er und 60er Jahren des vergangenen Jahrhunderts weitere Substanzklassen entwickelt und eingeführt. Als Zielstrukturen der Antibiotika dienen in der bakteriellen Zelle die Zellwand, gegen die Penicillin und andere β-Laktam-Antibiotika sowie Glykopeptide, wie das Vancomycin, gerichtet sind. Gegen die bakterielle Proteinbiosynthese wirken Aminoglykoside, Makrolide, Tetrazyklin und weitere Substanzen. Rifampicin, Quinolone sowie Trimethoprim und Sulfonamide wiederum interferieren mit dem Nukleotidstoffwechsel der Bakterien.

Schon kurz nach Einführung all dieser Substanzen wurden zum Entsetzen der Ärzte und der Öffentlichkeit die ersten Bakterien isoliert, die gegen die Wirkung der Antibiotika resistent geworden waren. Dabei wurden die Antibiotika entweder in ihrer Struktur so verändert oder abgebaut, wie die β-Laktam-Antibiotika durch die β-Laktamasen, daß sie nicht mehr wirksam waren. Weiterhin verändern sich die Zielstrukturen der

Antibiotika in den bakteriellen Zellen, so beispielsweise die Penicillinbindeproteine, die für die Wirkung von Penicillin essentiell sind, oder Topoisomerasen, das sind Enzyme des DNA-Stoffwechsels, gegen die Quinolone wirken. Darüber hinaus werden bestimmte Antibiotika von resistenten Bakterien nicht mehr in genügender Menge in die Zellen aufgenommen oder mit Hilfe spezieller Pumpmechanismen wieder aus den Bakterien heraustransportiert, so daß sie ihre Wirkung nicht entfalten können. Alles in allem haben sich die Bakterien auch hier als äußerst trickreich erwiesen, indem sie den verschiedenen vom Menschen entwickelten antimikrobiellen Substanzen schnell ein Arsenal von Resistenzmechanismen entgegengestellt haben.

Aber es kam noch schlimmer. In den 1950er Jahren wurde unabhängig voneinander von dem Japaner Watanabe, dem Engländer Anderson und dem Deutschen, aber in Bern arbeitenden Gerhard Lebek das Prinzip entdeckt, daß Resistenzeigenschaften zwischen verschiedenen Bakterien-Stämmen übertragbar sind. Es zeigte sich, daß für diese Transferereignisse kleine DNS-Moleküle verantwortlich sind, die zunächst R(von «Resistenz»)-Faktoren und dann Plasmide genannt wurden. Diese Plasmide haben, wie schon dargestellt, die Eigenschaft, Gene übertragen zu können, in dem hier diskutierten Fall auch Gene, die für Resistenzeigenschaften kodieren. Heute weiß man, daß die meisten Resistenzgene selbst aus Bodenbakterien stammen, die als Krankheitserreger zwar nie eine Rolle spielen, die jedoch an ihrem natürlichen Standort mit den Antibiotika-Produzenten, meist ebenfalls Bakterien oder Pilzen aus der Bodenflora, konfrontiert werden. Diese Resistenzgene können nun durch Gentransfer auf Krankheitserreger übertragen werden. Weiterhin zeigte sich bald, daß nicht nur ein, sondern gleich mehrere Resistenzgene auf einem übertragbaren Plasmid lokalisiert sein können, so kommt es zu den gefürchteten Krankheitserregern mit Mehrfachresistenzen, die dann nur noch gegenüber ganz wenigen Antibiotika sensibel sind. Man kann heute nach Einführung eines neuen Medikamentes praktisch darauf warten, daß sich bestimmte Resistenzvarianten innerhalb von wenigen Wochen oder Monaten aufbauen – es findet eine «Evolution unter dem Mikroskop» statt, die enorme gesundheitspolitische Bedeutung hat.

Entspannte sich die Resistenzproblematik in den 1980er Jahren wieder etwas, so verschärfte sie sich in den letzten 10 bis 15 Jahren mit großer Dramatik. Dies trifft sowohl auf die internationale Situation als auch auf die Lage in Deutschland zu. Und es sind vor allem die Keime aus dem Krankenhaus, die nosokomialen Infektionserreger, die häufig resistent sind. So waren in Deutschland im Jahre 1998 12% bis 20% aller nosokomialen Erreger resistent gegen ein oder mehrere Antibiotika, in den USA wuchs diese Marge bis auf 60%. Ein großes Problem stellt dabei der Einsatz des Methicillins dar, ein dem Penicillin ähnliches Produkt, das zur Therapie von Staphylokokken-Infektionen verwendet wird. Waren 1976 in den USA nur 2,4% der Staphylokokken methicillinresistent, so waren es 1996 35% der Keime. In Deutschland wuchs die Zahl der methicillinresistenten *S.-aureus*-Stämme, MRSA genannt, von 1,7% in Jahre 1990 auf 8,4% im Jahre 1995.

Neben dem Methicillin wird zur Therapie von Infektionen gegen Staphylokokken und Enterokokken das schon erwähnte Vancomycin verwendet. Auch hier haben sich die Resistenzen in den letzten Jahren dramatisch entwickelt, vor allem durch die Zunahme der vancomycinresistenten Enterokokken (VRE). In Deutschland ist die Resistenzrate von wenigen zehntel Prozent 1990 auf 4% im Jahre 1995 gestiegen, in den USA von 0,9% im Jahre 1989 auf 12% im Jahre 1997. Und nun sind also auch die ersten vancomycinresistenten *Staphylococcus-aureus*-Stämme aufgetaucht, deren Ausbreitung eine verheerende Wirkung haben könnte. Die Beispiele zur Verdeutlichung der Resistenzproblematik ließen sich weiterführen, sie sind nicht nur für die Staphylokokken und Enterokokken belegt. Zu nennen wären auch die Zunahme multiresistenter Pseudomonas- und Salmonella-Stämme, das vermehrte Auftreten penicillinresistenter Pneumokokken und Gonokokken und die Verbreitung multiresistenter Mykobakterien.

Gibt es nun doch Möglichkeiten, den Trend zu immer gefährlicheren und immer resistenteren Infektionserregern, gerade bei

Infektionen im Krankenhaus, zu stoppen oder wenn möglich sogar umzukehren? Gibt es Strategien, der antimikrobiellen Chemotherapie wieder den Stellenwert bei der Behandlung von Infektionen zurückzugeben, den sie haben sollte? Um hier erfolgreich zu sein, muß ein ganzes Bündel von Maßnahmen greifen: Zunächst einmal muß der Umgang mit den Antibiotika, die auf dem Markt sind, verbessert werden und zielgerichteter erfolgen. Der Hauptanteil der resistenten Keime entwickelt sich im Krankenhaus als derjenigen Institution, die die meisten Antibiotika einsetzt und verbraucht. Ein gezielteres Antibiotika-Management und Augenmaß bei der Anwendung kann hier schon vieles verbessern helfen. Weiterhin muß darauf hingewiesen werden, daß im Jahre 1997 in der EU über 10 000 Tonnen Antibiotika verbraucht wurden, davon aber nur die Hälfte in der Humanmedizin. Ein weiteres Drittel wurde in der Veterinärmedizin eingesetzt, und 15 % kamen als sogenannte Leistungsförderer in der Nutztierhaltung zum Einsatz. Hinzu kommt der Verbrauch von Antibiotika im Obstbau, etwa um gegen Obstschädlinge vorzugehen. Auch hier werden sich in der Zukunft Reserven erschließen lassen, indem auf Leistungsförderer auf Antibiotika-Basis ganz verzichtet wird und indem in der Tiermedizin einerseits sowie in der Humanmedizin andererseits strikt unterschiedliche Substanzen verwendet werden.

Es wird aber nicht ausreichen, nur mit den alten, schon vorhandenen Antibiotika verantwortlicher umzugehen, es müssen auch neue Substanzen entwickelt werden. So wurde seit über 20 Jahren keine neue Substanzklasse von Antibiotika mehr entwickelt und eingeführt, es kam vielmehr nur noch zu Modifikationen und Optimierungen von schon bekannten Verbindungen. Auch dieser Trend muß gestoppt und umgekehrt werden, u. a. mit Hilfe des «rational drug designs» und der kombinatorischen Chemie. Weiterhin werden völlig neue Substanzen benötigt, die etwa aus neuen Quellen, aus Pflanzen der tropischen Regenwälder, aus Korallenriffen und auch aus nichtkultivierbaren Bodenmikroorganismen gewonnnen werden. Generell müssen neben den schon bekannten bakteriellen Zielstrukturen, der Zellwand, dem Protein- und dem Nukleotidstoffwechsel neue Angriffspunkte, neue «Targets», definiert werden, gegen die Antibiotika gerichtet werden könnten. Dabei bieten sich auch bakterielle Regulatoren, Transportsysteme oder Virulenzeigenschaften an.

Und in ihrer Not sind einige Wissenschaftler sogar auf eine ganz seltsame, aber vielleicht erfolgversprechende Fährte gelangt: Sie sind dabei, alte Kräuterbücher und Aufzeichnungen der mittelalterlichen Klostermedizin auszuwerten. Dabei besteht die Hoffnung, Extrakte oder Rezepte neu zu entdecken, deren Hilfe sich unsere Vorfahren bereits bedienten, um Krankheiten zu kurieren. Und vielleicht findet sich bei diesen Recherchen ja auch ein neues Medikament gegen Infektionen.

7. Bedrohliches Wachstumspotential: Pilzinfektionen

«Candida – die neue Herausforderung», «Raubtiere im Körper», «Candida im Darm – was tun?» So oder ähnlich lauteten vor einigen Jahren die Überschriften mehr oder weniger seriöser Publikationen und Vortragsankündigungen, Seminareinladungen und Selbsthilfeaktionen, die nur ein Thema hatten: das Vorkommen von Pilzen im menschlichen Körper und ihre Bekämpfung. Und wie häufig, wenn sich die Medizin neuen Problemen stellen muß: Faktisches mischte sich mit Erdachtem, Wissenschaftliches mit Phantastischem, Richtiges mit Falschem. Wie kam es nun zu dieser Welle von Hysterie und Hilflosigkeit, in deren Verlauf Pilze, und vor allem der Pilz *Candida albicans,* für fast alles verantwortlich gemacht wurden, was die Medizin zu bieten hatte: Depressionen und Gelenkrheuma, Heißhunger und Übergewicht, Kopfschmerz und Antriebslosigkeit, Neurodermitis, Diabetes und Verdauungsstörungen. Es mischten sich, wie oftmals in solchen Fällen kollektiver Erregung, auch bei der Candida-Welle, die mittlerweile wieder etwas abgeflacht ist, abstruse Vorstellungen mit richtigen und seriösen Beobachtungen.

Seit Mitte der 1980er Jahre war es, wie schon beschrieben, zu einem zunehmenden Einsatz von Antibiotika in der Humanmedizin gekommen, die oft oral verabreicht wurden. Dies führte bei bestimmten Patienten zu einer starken Beeinträchtigung und Reduktion der «normalen» bakteriellen Darmflora und damit zu einem Überwuchern der Darmbakterien durch antibiotikaresistente Mikroorganismen, vor allem durch Pilze. Tatsächlich befinden sich im Darm von etwa der Hälfte der Bevölkerung ohnehin Pilze, vor allem Candida-Spezies, die durch Antibiotika angereichert werden können. Diese Candida-Spezies nun aber für alle möglichen Phänomene verantwortlich zu machen, war sicherlich unsinnig.

Dennoch entwickelte sich aber gerade in den Jahren um 1990 die Intensivmedizin besonders rasant, und in der Folge dieses medizinischen Fortschrittes kam es zu einem starken Anstieg nicht nur der bakteriellen nosokomialen Infektionen, wie dies bereits beschrieben wurde, sondern auch der pilzbedingten Krankenhaus-Infektionen. So nahmen in den USA von 1980 bis 1990 die Pilze unter den Verursachern von Krankenhaus-Infektionen von 6% auf 11% zu, bis heute stehen sie auf dem vierten Platz der wichtigsten nosokomialen Erreger. In Deutschland werden momentan etwa 40000 lebensbedrohliche invasive Candida-Infektionen pro Jahr gezählt, von denen bis zu 10% tödlich enden können. Und 70% aller AIDS-Patienten entwickeln im Laufe ihrer Erkrankung eine Candida-Infektion, die vor allem den Mund und die Speiseröhre betrifft. Pilzinfektionen zeigen also durchaus ein bedrohliches Wachstumspotential, und insofern hat die Candida-Hysterie der 1990er Jahre auch einen rationalen Kern. Es besteht jedoch kein Anlaß, diese Organismengruppe nun für alle medizinischen Grundübel unserer Epoche verantwortlich zu machen.

Bei den Pilzen handelt es sich um eine äußerst heterogene Gruppe von Organismen, die zu den Eukaryonten zählt und die sehr weit verbreitet ist. Bisher sind etwa 500000 verschiedene Varianten von Pilzen beschrieben worden, von denen jedoch nicht einmal 100 als Krankheitserreger in Erscheinung treten. Da die Pilze als natürliche Besiedler des Menschen sowie vieler

Tiere und Pflanzen so weit verbreitet sind und auch in der Umwelt in großer Zahl vorkommen, nimmt es nicht wunder, daß diese Organismen oft als opportunistische Krankheitserreger auftreten, und zwar gerade dann, wenn das Immunsystem des Wirtes stark beeinträchtigt ist, etwa bei einer Chemotherapie, nach einer Organtransplantation oder wenn sich andere Infektionserreger bereits etabliert haben, wie bei einer HIV-Infektion. Bei Pilzinfektionen spielt der Wirt also eine entscheidende Rolle, und viele Details dieser Erkrankungen sind bisher nicht geklärt.

Die ersten Pilzinfektionen, Mykosen, wurden bereits um 1850 von Rudolf Virchow beschrieben, und seitdem sind die mykotischen Krankheitserreger ein Thema der Infektionskunde. Die quantitativ am häufigsten vorkommenden Pilzinfektionen sind die Hautinfektionen, bekannt sind die «Fußpilze», die sich aus der eigenen Hautflora, den eigenen Dermatophyten, rekrutieren können. Man kann sich derartige Infektionen aber auch in öffentlichen Bädern zuziehen, und unbehandelt können diese Infekte durchaus langanhaltend und lästig sein. Als wichtigster Verursacher von schweren mykotischen Infektionen wird jedoch die schon erwähnte Spezies *Candida albicans* angesehen, ein einzelliger Hefepilz, der häufig den menschlichen Verdauungstrakt besiedelt. Neben *C. albicans* sind auch andere Candida-Arten als Infektionsverursacher beschrieben worden. Candida-Infektionen können sich auf Schleimhautoberflächen abspielen, dann kann es zum Mundsoor, zu einer Speiseröhreninfektion oder zu einer Vaginalinfektion, etwa während einer Schwangerschaft kommen. Unter bestimmten Bedingungen, z. B. bei Personen mit Abwehrschwäche, können Candida-Keime jedoch auch in das Blut und die Gefäße gelangen, eine solche systemische invasive Candida-Infektion kann hochgefährlich werden, zumal dann, wenn sich die Keime auch noch als resistent gegenüber den eingesetzten Antimykotika (Anti-Pilzmittel) erweisen.

Candida albicans besiedelt, wie bereits erwähnt, den menschlichen Gastrointestinaltrakt, und es ist bisher nicht klar, ob es eine Gruppe von Keimen gibt, die besonders potente Pathogenitätsfaktoren bilden, wie dies ja für viele bakterielle Erreger gezeigt wurde. Bekannt ist allerdings, daß Candida eine Reihe von Enzymen, die Eiweiße oder Fette abbauen, also Proteasen und Lipasen, produzieren kann, dic im Zuge einer Infektion eine Rolle spielen. Weiterhin bildet *C. albicans* mehrere Adhärenzfaktoren, die für die «normale» Besiedlung des Verdauungstraktes wichtig sind, die aber auch im Zuge einer Infektion Bedeutung erlangen können. Und dann handelt es sich auch bei Candida um einen Mikroorganismus, der wiederum besonders flexibel ist und einem ständigen Gestaltwechsel unterliegt. Dabei kann es einen «Switch» geben zwischen verschiedenen Varianten, wobei der Wechsel zwischen kleinen kugeligen Zellen, der Hefeform, und länglichen, mehrzelligen Fäden, den Hyphen, besonders offensichtlich ist. Gerade die Hyphenformen sind nun häufig an invasiven Gefäßinfektionen beteiligt, so daß vermutet wird, daß diese Varianten als besonders virulent angesehen werden müssen.

Neben Candida spielen in den letzten Jahren zwei weitere Organismen eine zunehmende Rolle als Infektionserreger: die Aspergillen und die Cryptokokken. Im Gegensatz zu den Hautpilzen und zu Candida zählen beide Mikroorganismen jedoch nicht zur menschlichen «Normalflora». Sie werden vielmehr aus der Umwelt auf den Menschen übertragen, wobei infektiöse Sporen in der Regel die Infektion auslösen. Aspergillen befinden sich im Boden, beispielsweise in Komposterde, sie sind gefürchtet als Erreger von Lungeninfektionen vor allem bei Krebspatienten während einer Chemotherapie und bei Patienten nach Organtransplantationen. In den USA ist es zwischen 1985 und 1995 zu einer Vervierfachung der Aspergillus-Infektionen bei Intensivpatienten gekommen. Auch Aspergillen bilden, wie Candida, Proteasen und darüber hinaus fädige Mycelien, die sich in der Lunge einkapseln können und dann einer Behandlung nur schwer zugänglich sind. Cryptokokken werden u. a. durch Vogelkot verbreitet, sie befallen vor allem AIDS-Patienten. Weiterhin sei darauf hingewiesen, daß es bei HIV-Infizierten auch häufig zu Lungeninfektionen durch den Pilz *Pneumocystis carinii* kommt, ja daß das Vorkommen dieses Erregers quasi als ein Leitsymptom für HIV-Infektionen gilt.

Leider gilt nun für die pathogenen Pilze dasselbe, was bereits für die Bakterien aufgezeigt wurde: Eine immer größere Anzahl der Erreger erweist sich als resistent gegenüber den einschlägigen Antimykotika. Auch bei der Therapie von Pilzinfektionen ist, wie bei der Behandlung der bakteriell bedingten Erkrankungen, die Liste der in Frage kommenden Präparate, die spezifisch mikrobielle, aber keine menschlichen Zellen angreifen, nicht sehr lang. Es sind Azolverbindungen – am bekanntesten ist das Flukonazol –, die die Zellwand der Pilze schädigen können. Weiterhin stehen Polyene wie das Amphotherazin B und das Nystatin sowie Nukleinsäure-Antagonisten für eine Behandlung zur Verfügung. Bei der Polyentherapie stellen sich häufig unangenehme und gefährliche Nebenwirkungen ein, und bei der Azolbehandlung werden neuerdings zunehmend resistente Keime gefunden. Für die Zukunft müssen auch im Falle der Behandlung von pilzbedingten Infektionen ähnliche Strategien eingeschlagen werden, wie dies für die Therapie bakterieller Infektionen bereits diskutiert wurde: Auch hier ist ein verantwortungsvoller Einsatz der vorhandenen Verbindungen angezeigt. So werden auch in der Landwirtschaft Azolverbindungen eingesetzt, etwa bei der Bekämpfung des Mehltaus, was zu einer Diskussion über die Reduktion des Einsatzes dieser Verbindungen in der Pflanzenproduktion geführt hat. Möglicherweise werden die Genomsequenzen der mykotischen Erreger, aber auch neue Zielstrukturen aufzeigen, die die Entwicklung wirkungsvoller neuer Medikamente zur Folge haben könnten. Die weiterhin steigende Zahl von Pilzinfektionen macht dies bitter nötig.

8. Ein besonderer Fall: Bakteriengifte

In der Regel gehört zu einer echten Infektion auch ein Erreger. So wissen wir seit über 100 Jahren, daß die Typhus-Infektion von *Salmonella typhi* ausgelöst wird, die Cholera von *Vibrio cholerae* und die Pest von *Yersinia pestis*. Zu einer guten Diagnostik und einer erfolgreichen Therapie gehört dabei dann auch der Nachweis der Erreger. Ein Erregernachweis ist jedoch nicht immer möglich, beispielsweise bei einer Erkrankung, die als Botulismus bezeichnet und die durch den Genuß von kontaminiertem Fleisch, vor allem aber durch den Verzehr verunreinigter Konserven ausgelöst wird. Hier liegt ein besonderer Fall vor: Die krankmachenden Faktoren sind Bakteriengifte – Toxine –, die, im Falle des Botulismus, zu schweren Nervenschädigungen führen können. Eine solche Vergiftung ist also keine echte Infektion, da sie nicht unmittelbar auf die Wirkung vermehrungsfähiger Mikroorganismen zurückgeht. Sie kann aber dennoch gefährlich und folgenreich sein und tritt vor allem als Lebensmittelvergiftung relativ häufig auf.

Die Wirkungen der Toxine, der Name leitet sich von dem griechischen Wort «toxicon», «Bogengift», ab, sind seit langem bekannt, sie können zu Erbrechen, Lähmungen, Muskelkontraktionen, Durchfall und vielen anderen Symptomen führen. Als erstes Gift wurde 1888 von den französischen Wissenschaftlern Emile Roux (1853–1933) und Alexandre Yersin (1863–1943) das Diphtherie-Toxin isoliert. Nunmehr sind etwa 400 verschiedene Toxine von Bakterien beschrieben worden, die bestimmten Wirkmechanismen gehorchen und die, so die klassische Definition, «als lösliche Substanzen den normalen Stoffwechsel der Wirtszelle ändern, wobei sie einen schädlichen Effekt auf den Wirtsorganismus auslösen». Die Produktion von Toxinen ist nicht auf Bakterien beschränkt: Auch höhere Organismen, bekannt sind die Schlangengifte, ja sogar Pflanzen produzieren Toxine.

Interessanterweise gehören die Organismengruppen, die die meisten Toxine produzieren, nämlich die Clostridien und die Bazillen, nicht zu den klassischen Krankheitserregern. Clostridien und Bazillen, die beide mehr als 100 Arten umfassen, leben im Boden und sind in der Lage, Dauerformen, sogenannte Endosporen, zu bilden, die es ihnen gestatten, viele Jahre in einer widrigen Umgebung zu existieren, ohne sich aktiv zu vermehren. Unter günstigen Umweltbedingungen können sie ihren

Stoffwechsel dann aktivieren, sich wieder teilen und auch Toxine produzieren. Die ökologische Funktion der Toxine von Bodenbakterien mag in der Tötung von großen vielzelligen Organismen, beispielsweise von Säugetieren, liegen, um so längere Zeit günstig mit deren Nährstoffen versorgt zu werden. Etwas über 30 Clostridium- und Bacillus-Arten werden mit Infektionen beim Menschen, bei Tieren oder Pflanzen in Verbindung gebracht. Dazu zählt als humanpathogener Erreger auch *Bacillus anthracis*, der Erreger des Milzbrandes, der momentan intensiv im Zusammenhang mit Bioterrorismus diskutiert und der später noch ausführlicher beschrieben wird. Weiterhin gehören der schon erwähnte Botulismus-Auslöser, *Clostridium botulinum*, und das Tetanus-Bakterium, *Clostridium tetani*, zu den im Boden lebenden Mikroorganismen mit humanpathogenem Potential. Wichtig ist in diesem Zusammenhang *C. tetani*, das nach einem Eindringen in frische Wunden das Tetanus-Toxin produzieren kann, dessen Wirkung dann zu schweren Nervenschädigungen, häufig mit Todesfolge, führt. Weiterhin zählen auch der Erreger des Gasbrandes, *Clostridium perfringens* und *Clostridium difficile*, ein nicht primär im Boden vorkommendes darmpathogenes Bakterium, das als partiell antibiotikaresistenter Keim nach Antibiotika-Behandlung Darminfektionen auslösen kann, zu den pathogenen Bakterien der Clostridien-Gruppe.

Die Clostridien und Bazillen produzieren nicht nur die meisten bekannten bakteriellen Toxine, ihre Gifte zählen auch zu den potentesten und für den Menschen hochgefährlichen Biomolekülen. So reichen einige Nanogramm, das ist der milliardstel Teil eines Grammes, des Botulinum-Giftes aus, um einen Menschen zu töten. *C. botulinum* bildet insgesamt sieben unterschiedliche Giftstoffe, wobei das Botulinum-Toxin A am besten charakterisiert ist. Der italienische Wissenschaftler Cesare Montecucco konnte nun zeigen, daß dieses Toxin, wie übrigens auch das Tetanus-Toxin, eine Proteaseaktivität aufweist und so andere Eiweiße spezifisch inaktivieren kann. Beide Toxine wählen als ihre Substrate Moleküle in Nervenzellen, die Wirkung der beiden Toxine ist jedoch verschieden. Während das Botulinum-Gift zu einer schlaffen Lähmung von Muskeln führt, induziert das Tetanus-Gift eine Muskelkontraktion mit Spasmenbildung.

Die meisten der pathogenen Bakterien sind in der Lage, Toxine zu bilden, häufig werden sogar mehrere Gifte von einem Bakterium produziert. Interessanterweise bilden sehr unterschiedliche Bakterien, aber oft auch ähnliche oder sogar gleiche Toxine, was wiederum die Tatsache illustriert, daß Toxingene häufig auf mobilen genetischen Elementen lokalisiert sind. Im Falle des Shiga-Toxins Stx ist bekannt, daß ein pflanzliches Gift, das Ricin, ganz ähnlich aufgebaut ist und eine ähnliche Wirkung ausübt, wie das Shiga-Toxin. Insofern nimmt es nicht wunder, daß die über 400 mittlerweile bekannten bakteriellen Toxine nur wenigen Wirkmechanismen gehorchen, die bei ganz unterschiedlichen Erregern realisiert sein können. So sind die «Porenbildenden Toxine», etwa das Alpha-Toxin, von Staphylokokken bekannt, die Löcher in die Membranen von Wirtszellen einfügen und die eukaryontischen Zellen schädigen. Wiederum andere Toxine stoppen die Eiweißbiosynthese der eukaryontischen Zelle, indem etwa Schaltermoleküle unbrauchbar gemacht werden, weil ein Zuckermolekül an diese Schalter angehängt wird. Das Cholera-Toxin und das Diphtherie-Toxin folgen diesem Wirkprinzip.

Noch andere bakterielle Toxine, die auch als Moduline bezeichnet werden, können durch Anfügen oder Abspalten von Phosphatgruppen an Regulatoren die eukaryontische Zelle so manipulieren, daß diese nun eine besonders günstige Umgebung für das intrazelluläre oder extrazelluläre Leben der Bakterien bietet. Interessanterweise werden in der Zellforschung immer häufiger bakterielle Toxine als «Werkzeuge» eingesetzt, um die Funktionen der eukaryontischen Zelle zu verstehen. Diese Forschungsrichtung, die ganz entscheidend vom Studium der bakteriellen Toxine geprägt wurde, hat sogar einen eigenen Namen bekommen: die «Zelluläre Mikrobiologie».

Eine weitere Gruppe von Toxinen, die große medizinische Bedeutung haben, sind die sogenannten «Superantigene», die von dem Hamburger Mikrobiologen Bernhard Fleischer als einem der ersten Wissenschaftler beschrieben wurden. Zu den Superantigenen zählen zahlreiche Toxine der Streptokokken und Staphylokokken. Superantigene haben die Fähigkeit, zwei Zellen der eukaryontischen Abwehr, die Makrophagen oder Freßzellen und weiße Blutkörperchen, die CD4-T-Lymphozyten, so miteinander zu vernetzen und zu stimulieren, daß große Mengen von Botenstoffen, den Cytokinen oder Interleukinen, gebildet werden. Diese Signalmoleküle lösen dann Entzündungsreaktionen aus, die infolge einer Überreaktion des Immunsystems zu Fieber, einem Kreislaufkollaps und dann zu einem Multiorganversagen mit anschließendem Tod führen können. Alle diese Reaktionen laufen sehr schnell ab, so daß Infektionen, die durch die Wirkung von Superantigenen charakterisiert sind, durch einen fulminanten Verlauf gekennzeichnet sind. Zu den Superantigen-Infektionen gehört auch das sogenannte «Toxic Shock Syndrome», das in den 1990er Jahren auch als «Tamponkrankheit» bekannt wurde, da Tampons, die superantigenbildende Staphylokokken enthielten, als Quelle derartiger Erkrankungen identifiziert worden waren. Aber auch Weichteilinfektionen durch Streptokokken oder Lebensmittelvergiftungen durch Staphylokokken sind oft durch das Wirken von Superantigenen gekennzeichnet.

Alle die bisher beschriebenen Toxine sind Proteine, da sie aktiv von den Bakterien abgegeben werden, deshalb bezeichnet man sie auch als Exotoxine. Aber auch Bestandteile der bakteriellen Zellwand, die aus Zuckerresten und Fettsäuren bestehen und deshalb Lipopolysaccharide (LPS) genannt werden, können toxische Aktivitäten entfalten. Da LPS ein integraler Bestandteil der bakteriellen Zelle ist und es erst nach Lyse der Zelle frei wird, bezeichnet man es auch als Endotoxin. Freies Endotoxin kann nun eine ähnliche Wirkung entfalten wie die Superantigene, allerdings sind die Endotoxine nicht spezifisch für bestimmte Zellen, sie können vielmehr unterschiedliche Zelltypen zur Überproduktion von Botenstoffen und damit zu einem Überschießen der Immunreaktion veranlassen. Diese Reaktion wird auch als «septischer Schock» bezeichnet, wenn sie als Folge einer systemischen Infektion, etwa einer Infektion mit Salmonellen oder *E. coli* auftritt. Der septische Schock ist auch heute noch sehr schwer therapierbar. An den Studien zur Aufklärung der Struktur und der biologischen Wirkung von Endotoxinen haben deutsche Wissenschaftler wie Otto Westphal, Otto Lüderitz und Ernst Rietschel entscheidend mitgewirkt.

Toxine können also unterschiedlich wirken und dabei verschiedene Symptome beim Menschen auslösen. Wie kann man sich nun vor den Toxinen schützen? Intensive Untersuchungen zu diesem Thema hat Emil von Behring bereits vor über 100 Jahren durchgeführt. Er konnte mit Hilfe von Experimenten zur Wirkung des Diphtherie-Toxins zeigen, daß sich Gifte durch Antikörper neutralisieren und damit unwirksam machen lassen. Als Folge dieser Untersuchungen sind einige der momentan erfolgreich eingesetzten Impfstoffe gegen Toxine gerichtet. Dazu zählt der Diphtherie- genauso wie der Tetanus-Impfstoff oder neue und in der Erprobung befindliche Impfstoffe gegen Anthrax. Bei Bedarf können auch passive Immunisierungen durchgeführt werden, indem etwa Antikörper gegen bestimmte Toxine, das Tetanus- oder das Botulinum-Toxin, nach einer Vergiftung verwendet werden. Neuerdings wird auch versucht, Moleküle, sogenannte Antagonisten, einzusetzen, die direkt gegen die Toxine gerichtet sind, um sie so unwirksam werden zu lassen.

Im Verlaufe der letzten Jahre sind, wie bereits ausgeführt, die Genome einer Reihe von Mikroorganismen entschlüsselt worden, darunter auch die Genome vieler pathogener Bakterien, aber auch von Bakterien, die mit anderen Organismen erfolgreich als Symbiosepartner zusammenleben. Interessanterweise können nun auch einige dieser «gutartigen» Mikroben Toxine bilden. Sind Toxine also gar nicht so furchtbare Substanzen, die nur Tod und Elend bringen, muß die klassische Toxindefinition, die zuvor gegeben wurde, vielleicht erweitert werden, um den Passus, daß Toxine auch einen symbiontischen, also «nützlichen» Effekt im Zusammenleben der Organismen haben können? In der Tat, die Janusköpfigkeit dieser Biomoleküle wird illustriert durch die Tatsache, daß gerade das potenteste aller Toxine, das Botulinum-Toxin, seit über 10 Jahren als Medikament eingesetzt wird, um schwere neurologische Leiden wie Spasmen, Tremor und andere mit Muskelhyperaktivität in Verbindung stehende Krankheiten zu behandeln. Auch das Schielen, Migräne und Kopfschmerzen werden durch dieses Toxin behandelt, und neuerdings wird Botulinum-Toxin sogar als «Anti-Aging»-Mittel zur Glättung faltiger Haut eingesetzt. Ein Molekül, aber ganz unterschiedliche Wirkungen – einmal die schwere Erkrankung des Botulismus, zum anderen die Linderung von Nervenleiden. Daß bestimmte Biomoleküle, in unterschiedlichen Konzentrationen verabreicht, auch unterschiedliche Wirkungen haben können, ist jedoch keine neue Erkenntnis.

Bereits Paracelsus (1493–1541) wußte, daß manche Substanzen unterschiedliche Wirkungen haben können: «Alle Dinge sind Gift und nichts ohne Gift, allein die Dosis macht, daß ein Ding kein Gift ist.» Dies trifft auch auf die Toxin-Geschichte zu. Eine Dr.-Jekyll-and-Mr.-Hyde-Story der Mikrobiologie.

9. SARS, Grippe und mehr: Atemwegsinfektionen

Im Frühjahr des Jahres 2003 fand, wie in jedem Jahr, in Basel und Zürich die große Schweizer Uhren- und Schmuckmesse statt. Während dieses Ereignis normalerweise allenfalls in der Fachpresse und in regionalen Medien beachtet wird, löste es diesmal ein starkes internationales Echo aus. Der Grund: Geschäftsleute aus Südostasien wurden kurzerhand von der Messe ausgeschlossen. Die ansonsten eher bedächtigen Schweizer waren durch eine Infektionskrankheit aufgeschreckt worden, die seit Februar 2003 vor allem in der chinesischen Provinz Guangdong und in Hongkong, Singapur, Taiwan und Vietnam auftrat und die den Namen «severe acute respiratory syndrome» – SARS – erhielt. Die Reaktion der Schweizer Messeorganisatoren spiegelte die Angst vor Ansteckung durch die südostasiatischen Händler wider, da die Übertragungswege und die Natur des SARS-Erregers zu diesem Zeitpunkt noch nicht eindeutig erforscht waren.

Was hat es nun mit SARS auf sich? Die Infektion beginnt mit Grippesymptomen, hohem Fieber, Husten und Atemnot und kann sich in schweren Fällen zu einer tödlichen Allgemeininfektion ausweiten. Mehrere tausend Menschen erkrankten 2003 an SARS, von denen etwa 8 % die Infektion nicht überlebten. Mittlerweile ist sicher, daß sich der SARS-Erreger u. a. durch Tröpfcheninfektion von Person zu Person ausbreitet und daß ein neues Virus aus der Gruppe der Corona-Viren für die Infektion verantwortlich ist. Corona-Viren sind als RNS-Viren seit vielen Jahren bekannt. Sie lösen Erkältungen beim Menschen aus, sind jedoch bei vielen Tieren für schwere Atemwegsinfektionen verantwortlich. Bei dem SARS-Virus scheint es sich nun um eine neue, für den Menschen besonders aggressive Corona-Variante zu handeln, die höchstwahrscheinlich von Tieren, möglicherweise von Wildkatzen, auf den Menschen übergesprungen ist. Jedenfalls legt dies die Genomsequenz des Erregers nahe, die in einem Wettlauf internationaler Forscherteams blitzschnell erstellt worden war und die Ähnlichkeiten zu den Genomsequenzen von Corona-Viren tierischen Ursprungs aufweist.

Dem Virus kann man bisher wirksam nur durch Mund- und Augenschutz und durch die klassischen Hygienemaßnahmen begegnen. Impfungen sind noch nicht möglich, jedoch könnte die Erstellung der Genomsequenz der Ausgangspunkt für die Entwicklung wirksamer Impfstoffe sein. Der Nachweis des Virus ist schon jetzt durch einen Gentest viel sicherer geworden.

Daß das Virus gerade in Südostasien seinen Ausgangspunkt hat, überraschte Fachleute nicht, gilt diese Region mit seiner hohen Bevölkerungsdichte und dem dort üblichen engen Zusammenleben von Menschen und Haustieren doch ohnehin als ein «Schmelztiegel» für die Entstehung neuer gefährlicher Infektionserreger. Seit Jahren weiß man beispielsweise, daß viele der gefährlichen Grippevirus-Varianten ebenfalls aus Südchina stammen. Nun scheint die Aufregung, die der SARS-Infektion zuteil wird, vielleicht übertrieben zu sein. Dennoch dokumentiert SARS eindrucksvoll, daß Infektionen keine Grenzen kennen, die Krankheit breitet sich ja vor allem entlang der großen Fluglinien aus, schnell erreichte sie deshalb auch Europa und Nordamerika. Und die Infektion belegt erneut, daß die beste Form der Prävention eine vollständige und klare Informationspolitik ist. Gerade hieran hatte es in China lange gemangelt, und auch dieses Mal wurden wieder Informationen über das Ausmaß der Infektion lange zurückgehalten.

SARS läßt sich im Hinblick auf den Ursprung des Erregers und den Krankheitsverlauf durchaus mit der «echten», gefährlichen Influenza-Grippe vergleichen, an der jährlich Hunderttausende von Menschen erkranken, von denen viele diese Infektion nicht überleben. Im Zusammenhang mit den SARS-Fällen wurde deshalb die Erinnerung an die größte Seuchen-Katastrophe des 20. Jahrhunderts mit weltweit über 20 Millionen Toten wach: die vor über 80 Jahren grassierende Influenza. Eine ähnliche Dimension ist bei SARS beileibe nicht zu erwarten, dennoch ist es angebracht, sich dieses als «Spanische Grippe» bezeichneten Seuchenzuges zu erinnern.

Die Spanische Grippe begann im Frühjahr des Jahres 1918, als nach vier langen Kriegsjahren auf beiden Seiten der Front die Ausfälle unter den Soldaten gravierend anstiegen. Soldaten wurden mit grippeähnlichen Symptomen wie Fieber und Schüttelfrost in die Lazarette eingeliefert. Der deutsche Oberbefehlshaber, Feldmarschall Erich von Ludendorff (1865–1937) sprach vorschnell von «Drückebergerei», gegen die man vorgehen müsse. Doch weit gefehlt. Die «Spanische Influenza» hatte Europa erreicht, sie überschwemmte den Kontinent, breitete sich bis nach Afrika und Asien aus, wütete in Amerika, von wo aus sie ursprünglich auch ihren Anfang genommen hatte, und infizierte im Laufe der Jahre 1918 und 1919 bis zu 700 Millionen Menschen. Über 20 Millionen Menschen weltweit starben an der «Spanish flu», das waren etwa dreimal so viele Todesfälle wie die Zahl aller Gefallenen im Ersten Weltkrieg. In Deutschland forderte die Epidemie etwa 200 000 Todesopfer. Die Spanische Grippe hatte sich zur verheerendsten Seuche des 20. Jahrhunderts entwickelt, sie forderte mehr Todesopfer als die AIDS-Epidemie zum Ende des 20. Jahrhunderts und ist nur noch mit den Pestzügen vergleichbar, die zwischen 1346 und 1351 Asien und Europa heimsuchten. Daß die Spanische Grippe dennoch relativ unbeachtet geblieben ist, ja daß an sie erst jetzt erinnert wird, wenn von den großen Seuchenzügen der Vergangenheit die Rede ist, dies mag an dem zeitlichen Zusammentreffen mit dem Ende des Ersten Weltkrieges liegen.

Die Influenza-Infektion wird gemeinhin als «Grippe» bezeichnet, sie hat jedoch meist recht wenig gemein mit den leichten Erkältungskrankheiten, die Jahr für Jahr breite Bevölkerungsschichten mit «Husten, Schnupfen, Heiserkeit» heimsuchen. Eine Influenza-Infektion kann, ausgehend von den klassischen Grippesymptomen, dramatische Ausmaße annehmen, in deren Verlauf es zu einer Lungenentzündung und zur Zirkulation des Infektionserregers im Blut, zu Organversagen und dann zum Tode kommen kann. Die Influenza ist schon sehr lange bekannt, übrigens verstarb auch Goethe im März 1832 an einer Influenza-Infektion, die wahrscheinlich Teil der Epidemie war, die zwischen 1829 und 1833 Europa heimsuchte.

Ausgelöst wird die Influenza-Infektion durch kleine RNS-Viren, die auf ihrer Oberfläche zwei Eiweiße tragen, die als HA(«Hämagglutinin»)- und als N(«Neuraminidase»)-Proteine bezeichnet werden und die bei verschiedenen Virus-Stämmen unterschiedlich strukturiert sein können. Interessanterweise wird das HA-Molekül im Zuge des Infektionsprozesses gespalten, «prozessiert». An diesem Reifungsprozeß, «processing», kann das HA-Molekül aufgrund eigener katalytischer Aktivität mitwirken. Allerdings sind auch bakterielle Erreger der Atemwege, beispielsweise Staphylokokken mit ihren Proteasen, in der Lage, die Reifung zu unterstützen. Diese Wechselwirkung von der Reifung eines viralen Proteins mittels bakterieller Proteasen stellt eines der wenigen verstandenen Beispiele für das Zusammenspiel unterschiedlicher Infektionserreger während einer sogenannten «Mischinfektion» dar, von denen es gerade im Bereich der Atemwege sehr viele zu geben scheint.

Aber zurück zu den unterschiedlichen HA- und N-Molekülen, die sich auf der Oberfläche der Influenza-Viren befinden. Bestimmte Varianten dieser Eiweiße werden nun von Viren gebildet, die hauptsächlich vom Menschen isoliert werden. Andere Virus-Stämme, die im wesentlichen bei Tieren, etwa beim Schwein und bei Vögeln, isoliert wurden, tragen andere HA- und N-Moleküle. Die Viren mit unterschiedlichem Wirtsbereich bilden also verschiedene HA-und N-Proteine aus, wobei bisher insgesamt 15 HA-Varianten und neun N-Formen beschrieben wurden. Beide Proteine kommen während einer Infektion als erstes mit dem Wirt in Berührung und sind somit auch verantwortlich für die Spezifität der Immunantwort. Und gerade hier liegt die Problematik der Influenza-Infektion. Wie auch schon bei Oberflächenmolekülen anderer Erreger beobachtet, so kommt es auch bei den HA- und N-Proteinen der Influenza-Viren zu ständigen Veränderungen der Strukturen. Zum einen zeigen die beiden Proteine Austausch einzelner Aminosäure-Bausteine, die durch Punktmutationen ausgelöst werden. Diese Prozesse werden auch als «Gendrift» bezeichnet. Darüber hinaus kommt es jedoch zum Austausch ganzer Gensegmente zwischen den unterschiedlichen Viren. Die Arbeitsgruppen von Rudolf Rott aus Gießen und Hans-Dieter Klenck aus Marburg konnten zeigen, daß ein solcher Austausch immer dann zu beobachten ist, wenn zwei Viren mit unterschiedlichem HA- und N-Typ eine Zelle infizieren. Diese als «Genshift» bezeichneten Änderungen haben aber nun dramatische Konsequenzen, denn so entstehen in sehr kurzer Zeit neue Virus-Varianten mit komplett neuen Oberflächenstrukturen, die das Immunsystem leicht in die Irre führen können. Eine solche Genshift entsteht oft in Schweinezellen, wo Viren vom Schwein, von Vögeln und von Menschen ihre Gene «vermischen» und von wo aus diese neuen, gefährlichen Varianten dann zurück auf den Menschen übertragen werden können.

Dieser Mix aus menschlichen und tierischen Eiweißbestandteilen hat das Virus so gefährlich werden lassen. Die starke Variabilität der Hauptoberflächenproteine des Influenza-Virus bedingt auch, daß es schwierig ist, vorab einen Impfstoff zu produzieren, der genau auf das «Virus der Saison» paßt. Dennoch ist es sinnvoll, sich einer Grippe-Impfung zu unterziehen, da so doch eine Grundimmunität aufgebaut werden kann, die zumindest einen partiellen Schutz gegen eine Influenza-Infektion gewähren kann.

Die hier diskutierte Influenza zählt zu den sogenannten respiratorischen Erkrankungen oder Atemwegserkrankungen, der Gruppe von Infektionen, die in Deutschland mit bis zu 20 Millionen Fällen jährlich mit Abstand am häufigsten auftritt. Man unterteilt diese Erkrankungen auch in Infektionen der oberen Atemwege, die Nasen-Rachen-Raum, Hals, Luft- und Speiseröhre umfassen, und in Infektionen der unteren Atemwege, vor allem der Bronchien und der Lunge. Die oberen Atemwegsinfektionen sind häufig, verlaufen meist jedoch milde, wobei für diese Formen vor allem Mikroben aus den Gruppen der Adeno-, Rhino- und Echo-Viren verantwortlich sind. Aber auch schwere Infektionen können sich in den oberen Atemwegen abspielen. So führen Streptokokken-Infektionen manchmal zum Scharlach, Bordetella-Infekte können einen Keuchhusten nach sich ziehen. In beiden Fällen spielen Toxine eine wichtige Rolle bei den Infektionen. Dies gilt auch für die Diphtherie, deren Erreger sich in den oberen Luftwegen festsetzen, wobei das Diphtherie-Toxin jedoch Herz, Leber oder Nieren befallen kann.

Einen Sonderfall stellen obere Atemwegsinfektionen bei Patienten dar, die an einer Cystischen Fibrose (CF) oder Mukoviszidose leiden. Hierbei handelt es sich um eine der häufigsten beim Menschen vorkommenden Erbkrankheiten. CF-Patienten haben ein defektes CFTR(«cystic fibrosis transmembrane conductance regulator»)-Eiweiß, das in Epithelzellen der Atemwege für den Salz- und Wassertransport verantwortlich ist. Personen mit einem solchen CFTR-Effekt leiden an einer Störung des Salztransports, es kommt zur Bildung von zähflüssigem Schleim, einer Blockade der unspezifischen Abwehr, Entzündungssymptomen und einer Ansiedlung von Mikroorganismen in den Atemwegen. Respiratorische Infektionen, deren Risiken durch die Besonderheiten der Epithelbeschaffenheit bei Personen mit defektem CFTR dramatisch erhöht sind, stellen die Hauptkomplikationen bei CF-Patienten dar. Im Kindesalter spielen zunächst Staphylokokken eine Rolle, dann sind es vor allem Pseudomonaden, die Infektionen bei CF-Patienten auslösen können. Lebenslange Behandlungsprogramme, verbunden mit gezielter Chemotherapie in akuten Infektionsstadien haben die mittlere Lebenserwartung von Mukoviszidose-Patienten in den letzten Jahren ständig erhöht.

Neben den Infekten der oberen Atemwege verdienen die Infektionen der unteren Atemwege, vor allem die Lungenentzündungen oder Pneumonien, besondere Beachtung, da sie meistens sehr schwer verlaufen. Nach Angaben der WHO werden jährlich weltweit rund 250 Millionen Fälle von diesen schweren Infektionen gezählt, etwa 4 Millionen davon verlaufen tödlich. Es sind vor allem bakterielle Erreger, die für diese schweren Erkrankungen verantwortlich sind, allen voran der Verursacher der Lungentuberkulose, *Mycobacterium tuberculosis*. In Industrieländern sind jedoch die Pneumokokken, *Streptococcus pneumoniae*, die häufigsten Erreger von Pneumonien. Das Pneumolysin als Toxin und vor allem die Kapsel verleihen den Erregern ihre krankmachende Wirkung. Die Variabilität der Kapsel – es sind über 80 verschiedene Typen bekannt – und die Tatsache, daß immer mehr dieser Erreger Resistenzen gegen wichtige Antibiotika, vor allem gegenüber Penicillin, erworben haben, machen *Streptococcus pneumoniae* zu einem gefürchteten Erreger. Daneben sind es die sogenannten «new emerging pathogens», die in Industrieländern neuerdings für Lungenentzündungen verantwortlich sind. Zu diesen «neuen» Erregern zählen die schon besprochenen *Chlamydia-pneumoniae*-Keime, die auch mit Herzerkrankungen in Verbindung gebracht werden, der Erreger der Legionärskrankheit, *Legionella pneumoniae*, der in einem der folgenden Kapitel behandelt wird, sowie das Bakterium *Mycoplasma pneumoniae*.

Weltweit betrachtet sind es aber vor allem die Mykobakterien, die als Verursacher von Lungenentzündungen eine gewaltige Bedeutung haben. Dies gilt vor allem für die Länder der südlichen Hemisphäre, Osteuropa und Asien. Berichte über die Tuberkulose (TB, aus dem Lateinischen: «tuberculum», kleiner Knoten), auch «Schwindsucht» oder die «Weiße Pest» genannt, liegen seit der Antike vor. Im Mittelalter war diese Erkrankung weit verbreitet, so starben beispielsweise Franz von Assisi (1182–1226) und Elisabeth von Thüringen (1207–1231) an Schwindsucht. Noch im 19. Jahrhundert war die Tuberkulose auch in Zentraleuropa zu Hause, in Deutschland war damals jeder viertes Todesfall auf eine TB zurückzuführen. So wurde die Schwindsucht einerseits als «Armenkrankheit» bezeichnet, da sie vor allem bei sozial Benachteiligten zu Hause war. Andererseits galt sie jedoch auch als das «Künstlerlos», und tatsächlich litten und starben viele bekannte Schriftsteller wie Friedrich Schiller (1759–1805) oder Novalis (1772–1801) und Komponisten wie Carl Maria von Weber (1786–1826) oder Frederic Chopin (1810–1849) an der Tuberkulose. Die Begüteteren zog es dann auch ab Mitte des 19. Jahrhunderts in eigens eingerichtete Sanatorien im Hochgebirge, wo sie sich Linderung ihrer Leiden versprachen. Einen Einblick in diese Welt der Sanatorien und die Medizin des endenden 19. Jahrhunderts gibt Thomas Manns «Zauberberg», in dem sich vor dem Hintergrund der Tuberkulose ein großer Gesellschaftsroman entfaltet.

Neben dem Aufbau und dem Betrieb von Heilstätten, bald auch für breitere Bevölkerungsschichten, waren die Hebung des allgemeinen Lebensstandards, aber auch Impfprogramme für ein Zurückgehen der Tuberkulose im 20. Jahrhundert in Westeuropa und Nordamerika verantwortlich. So kam es in Deutschland im Jahr 2000 nur noch zu 607 durch Tuberkulose bedingten Todesfällen, der Anteil der Erkrankten auf 100 000 Einwohner betrug 2002 9,4. Dies ist sehr wenig vor dem Hintergrund, daß weltweit ca. 1,9 Milliarden Menschen infiziert sind, von denen etwa 5 % im Laufe ihres Lebens das Krankheitsbild einer Tuberkulose entwickeln werden. Man nimmt an, daß es jährlich zu etwa 8–9 Millionen Neuerkrankungen und zu zwei bis drei Millionen Todesfällen durch *M. tuberculosis* kommt. Eine Zunahme von Tuberkulose-Fällen wird aktuell besonders aus Osteuropa gemeldet, in den USA nehmen die TB-Fälle seit 1985 wieder zu, was auch auf Infektionen bei HIV-Infizierten zurückzuführen ist.

Der Erreger der Tuberkulose, *Mycobacterium tuberculosis*, wurde von Robert Koch erstmals umfassend beschrieben; in seinem schon erwähnten berühmten Vortrag vor der «Physiologischen Gesellschaft» in Berlin am 24. März 1882 zeigte er den Zusammenhang zwischen dem Vorkommen des Erregers und der Erkrankung klar auf. Die Bakterien selbst werden durch Tröpfcheninfektion von Mensch zu Mensch übertragen, es kann sich dann eine Infektion entwickeln, die zu Entzündungen und Gewebszerstörungen in der Lunge führt. Die Infektion verläuft sehr langsam und kann auch wieder abheilen, wobei Narben und Verkalkungen in der Lunge verbleiben. Der Erreger bildet, soweit bisher bekannt, keine Toxine, er verfügt aber über eine dicke, wachsartige Zellwand, die ihm einen Schutz nach seiner Aufnahme in eukaryontischen Zellen verleiht, wo *M.-tuberculosis*-Keime intrazellulär verbleiben. Diese intrazelluläre Lokalisation ist auch der Grund dafür, daß *M.-tuberculosis*-Bakterien für das Immunsystem so schlecht erreichbar sind. Eine Tuberkulose ist durch verschiedene Antibiotika behandelbar, doch sind in letzter Zeit zunehmend multiresistente Stämme aufgetaucht, die eine erfolgreiche Behandlung stark erschweren. Interessant ist weiterhin, daß *M. tuberculosis* eine Reihe von Verwandten, die nichttuberkulösen Mykobakterien, hat, von denen einige Erreger ebenfalls Infektionen der Lunge oder anderer Organe, insbesondere bei abwehrgeschwächten Personen, auslösen können.

Warum sind nun die mykobakteriellen Infektionen, speziell die Tuberkulose, im weltweiten Rahmen so schwer zu kontrollieren? Zum einen ist zu beobachten, daß Mykobakterien, besonders die nichttuberkulösen Varianten, zunehmend bei abwehrgeschwächten Personen nachgewiesen werden. Dies ist ein Personenkreis, der sich stetig vergrößert, man denke nur an die AIDS-Problematik. Weiterhin hat gerade die *M.-tuberculosis*-Infektion eine starke soziale Komponente; zunehmende Verstädterung, schlechte und beengte Wohnverhältnisse und ungenügend ausgebaute Verkehrsinfrastruktur führen zu einer Ausbreitung der Keime und damit zu einem Anstieg der Tuberkulose-Rate. Und dann muß aber auch konstatiert werden, daß es trotz weltweiter Anstrengungen noch immer keinen zufriedenstellend aktiven Impfstoff gibt. So wird immer noch der vom «Institut Pasteur» in Lille 1921 eingeführte BCG («Bacille de Calmette Guerin»)-Impfstoff verwendet, der auf einem lebenden, virulenzgeschwächten *Mycobacterium-bovis*-Stamm, dem Verursacher der Rindertuberkulose, beruht. Nachweislich schützt BCG zumindest Kleinkinder vor Gehirntuberkulose, seine Wirkung bei Erwachsenen ist jedoch nicht klar belegt. Das Problem bei der Entwicklung neuer, aktiver Impfstoffe gegen *Mycobacterium tuberculosis* liegt, wie bereits ausgeführt, in der Tatsache, daß der Erreger sich intrazellulär vermehrt und daß er so vom Immunsystem schlecht attackiert werden kann. Möglicherweise helfen die nunmehr zur Verfügung stehenden Genomsequenzen, neue Antigene zu definieren, die die Grundlage für einen besseren Impfstoff bilden könnten.

10. Erreger – gefährlich nicht nur für Kinder

In der Ausgabe des Wissenschaftsmagazins «Science» vom 28. Juli 1995 wurde erstmals von der Arbeitsgruppe um Craig Venter die vollständige Genomsequenz eines Organismus publiziert. Wie bereits ausgeführt, begann damit die Ära der Genomforschung. Bei dem Organismus, der von Venter einer Genomanalyse unterzogen wurde, handelte es sich um den Bakterien-Stamm *Haemophilus influenzae* Rd. Bakterien der Art *H. influenzae* können Atemwegsinfektionen auslösen. Viel gefährlicher als die durch *H. influenzae* ausgelösten Infektionen des Respirationstraktes sind jedoch Hirnhautentzündungen, für die ebenfalls *H. influenzae* verantwortlich gemacht wird.

Hirnhautentzündungen oder Meningitiden treten bei Personen aller Altersgruppen auf, besonders dramatisch verlaufen diese Infektionen jedoch bei Kindern. Die Erreger werden meist durch kleine Wassertröpfchen von Mensch zu Mensch übertragen, die Erkrankung ist dann charakterisiert durch Fieber, Kopfschmerz und Abgeschlagenheit, es kommt weiterhin als

Leitsymptom die Nackensteife hinzu. Meningitis-Fälle haben, aus welchen Gründen auch immer, in den letzten Jahren eine recht große Publizität erfahren. An der Infektionsrate kann dies nicht liegen, sie ist seit Jahren konstant und liegt in Deutschland bei etwa 1,4 Meningitis-Fällen pro 100 000 Einwohnern. Möglicherweise spielt bei der öffentlichen Aufmerksamkeit, die der Meningitis neuerdings zuteil wird, die Tatsache eine Rolle, daß oft Kinder diese Erkrankung ausbilden.

Neben *H. influenzae* können Hirnhautentzündungen von weiteren bakteriellen und auch viralen Erregern ausgelöst werden. Meist werden sie jedoch von zwei weiteren Besiedlern des Nasen-Rachen-Raumes verursacht. Das sind einmal die Pneumokokken, *Streptococcus pneumoniae*, die schon als Erreger von Lungenentzündungen erwähnt wurden. Am häufigsten gehen Hirnhautentzündungen bei jungen Menschen jedoch auf Meningokokken, *Neisseria meningitidis*, zurück. Im Zuge einer Hirnhautentzündung müssen die Erreger vom Nasen-Rachen-Raum zunächst in das Blut gelangen, von dort müssen sie die «Blut-Hirn-Schranke», eine Barriere, die das Gehirn schützt und die schwer durchdringbar ist, passieren, um sich dann im Gehirn zu vermehren. Hierbei helfen ihnen Haftfaktoren, spezielle Kapseln sowie Eiweiße, die als «IgA-Proteasen» bezeichnet werden und die als molekulare Scheren Antikörper zerstören können.

Eine Meningitis ist, wenn sie rechtzeitig erkannt wird, mit Antibiotika gut zu behandeln. Darüber hinaus gibt es neuerdings auch einen sehr gut wirksamen Impfstoff gegen Haemophilus-Infektionen, so daß dieser Erreger als Meningitis-Auslöser seit einigen Jahren fast von der Bildfläche verschwunden ist. Auch gegen Pneumokokken-Infektionen ist eine Impfung möglich. Die Meningokokken jedoch bilden das Hauptreservoir der potentiellen Meningitis-Erreger, zumal rund 10 % der Bevölkerung in Mitteleuropa mit Meningokokken besiedelt sind. Die *N.-meningitidis*-Bakterien selbst werden in unterschiedliche Typen eingeteilt, wobei es einen Impfstoff gegen zwei dieser Varianten, die Typen A und C, gibt. Allerdings ist in Deutschland der Typ B am häufigsten, und es ist noch nicht gelungen, gegen Erreger dieses *N.-meningitidis*-Typs einen Impfstoff zu entwickeln. Das liegt an der Tatsache, daß sich Gruppe-B-Meningokokken praktisch mit einer «Tarnkappe» ausgerüstet haben, einem Kapsel-Antigen, das große Ähnlichkeit mit einer Zuckerstruktur hat, die auch auf menschlichen Zellen vorkommt. Aus diesem Grund entwickelt der Mensch gegen dieses Oberflächenmolekül keine Antikörper, das Immunsystem «sieht» den Kapseltyp nicht. Wichtig ist in diesem Zusammenhang die Tatsache, daß, wie bereits ausgeführt, auch bestimmte *Escherichia-coli*-Varianten eine Neugeborenen-Meningitis auslösen können, wenn sich die Neugeborenen im Geburtskanal der Mutter mit Keimen infizieren. Diese speziellen *E.-coli*-Meningitis-Stämme tragen nun dieselben «Tarnkappen»-Kapseln wie die Gruppe-B-Meningokokken. Wahrscheinlich liegt hier wiederum ein Beispiel für die Bedeutung des Gentransfers bei der Evolution von Krankheitserregern vor. Als eine Lösungsmöglichkeit für die Entwicklung eines Impfstoffes gegen Gruppe-B-Meningokokken bietet es sich an, andere Strukturen der Bakterien zu identifizieren, gegen die eine Immunreaktion gerichtet sein könnte. Vielleicht wird die Gesamtsequenz des Meningokokken-Genoms, die nun verfügbar ist, helfen, einen Impfstoff auch gegen Gruppe-B-Meningokokken zu entwikkeln.

Hirnhautentzündungen stellen zwar sehr schwere Infektionen dar, allerdings sind diese Erkrankungen doch recht selten, sowohl bei Kindern als auch bei Erwachsenen. Andere Infektionen werden nun jedoch als «typische Kinderkrankheiten» bezeichnet, da sie gerade im Kindesalter sehr oft auftreten. Gegen viele diese Erreger gibt es aber mittlerweile gut wirksame Impfstoffe. Auf Diphtherie und Scharlach wurde bereits hingewiesen, beide Erkrankungen sind bakterieller Natur und treten vor allem durch das Wirken ihrer Toxine auf. Eine Diphtherie-Impfung wird in jedem Falle empfohlen, da sie einen sehr zuverlässigen Schutz gegen das Toxin der Diphtherie-Bakterien vermittelt. Weiterhin kommen eine Reihe von viralen Infektionen bei Kindern vor, wobei die Erreger meist über Wassertröpfchen aufgenommen werden. Es kommt dann zunächst zu Infektionen im Nasen-Rachen-Raum. So ist es beim Mumps, dem «Ziegenpeter», der auch zu lokalen Infektionen der Ohren führt. Aufgrund der Impfungen stellt Mumps momentan kein großes Problem mehr dar. Die Masern als eine weitere typische Kinderkrankheit sind zwar in den Industrieländern recht gut beherrschbar, weltweit werden jedoch immer noch eine Million Todesfälle jährlich durch diese Viren gezählt. Dabei geht aus Arbeiten von Volker ter Meulen aus Würzburg hervor, daß Masern-Infektionen des Gehirns besonders gefährlich sind. Insofern ist für die vielerorts festzustellende Impfmüdigkeit, was die Masern-Vakzinierung angeht, überhaupt kein Anlaß gegeben. Bei den Röteln wiederum handelt es sich um eine leichte Infektion des Respirationstraktes. Allerdings können Röteln-Infektionen bei Schwangeren zu schweren Mißbildungen der Föten führen. Gegen alle drei Erreger, Mumps-, Masern- und Röteln-Viren, wird eine Kombinationsimpfung empfohlen, die gut wirksam und verträglich ist.

Zwei Krankheiten, die in früheren Zeiten gefürchtet waren, spielen heute kaum noch eine Rolle. Allerdings sollen sie in diesem Zusammenhang nicht vergessen werden: die Kinderlähmung und die Pocken. Durch konsequent durchgeführte Impfprogramme ist die Kinderlähmung, Poliomyelitis, weitestgehend zurückgedrängt worden. Die Weltgesundheitsorganisation hatte jedoch das Ziel formuliert, die Erde im Jahre 2000 weitestgehend poliofrei zu machen. Dies ist nicht gelungen, Polio-Infektionen gibt es nach wie vor, vor allem in Afrika. Die Pocken-Infektion, früher auch «Blattern» genannt, ist aber seit 1979 von der Erde verschwunden. In früheren Zeiten hat gerade diese Virus-Infektion, die im Rachenraum beginnt und sich dann im ganzen Körper ausbreitet, für großen Schrecken gesorgt. Goethe, der selbst an den Pocken litt und drei Geschwister durch diese Infektion verloren hat, beschrieb dies anschaulich in seinen autobiographischen Aufzeichnungen «Dichtung und Wahrheit». Schon 1796 hat der englische Arzt Edward Jenner (1749–1823) begonnen, gegen den Pocken-Erreger Impfungen vorzunehmen. Dabei bediente sich Jenner des mit dem Pocken-Erreger verwandten Kuhpocken-Virus. Mit dem Erfolg seiner Impfungen war im Prinzip gezeigt, daß man lebende, aber abgeschwächte Erreger für Impfungen verwenden kann. Insgesamt gehört der erfolgreiche Kampf gegen die Infektionen, die im Kindesalter auftreten, zu den großen Erfolgen der Medizin im 20. Jahrhundert.

11. Infektionen aus der Dusche: Die Legionärskrankheit

Im Jahre 1976 wurde überall in den USA der 200 Jahre zurückliegenden Gründung von «gods own land» gedacht. Da durften auch die Frontkämpfer und Kriegsteilnehmer der «American Legion» nicht fehlen. Etwa 4000 «Legionäre» versammelten sich im Juli in Philadelphia, dem Ort, an dem seinerzeit die Unabhängigkeitserklärung abgegeben wurde, um ausgiebig zu feiern. Bald jedoch erkrankten einige der Teilnehmer der Veranstaltung schwer, insgesamt litten 221 Legionäre oder deren Angehörige an einer rätselhaften Infektion, die mit einem trockenen Husten begann, dann mit Fieber, Schüttelfrost und Abgeschlagenheit weiter fortschritt und bei 34 Personen schließlich mit dem Tod endete. In der Presse wurde sofort über den «Legionärskiller» spekuliert, und auch ein bioterroristischer Anschlag wurde nicht ausgeschlossen. Untersuchungen von Joseph Mc Dade und seinen Mitarbeitern des «Center for Disease Control» (CDC) aus Atlanta ergaben dann, daß ein bis dato unbekannter Mikroorganismus, das später so genannte «Legionnaires Disease Bacterium», *Legionella pneumophila*, die Epidemie ausgelöst hatte. Und die Spekulation von einem Anschlag wurde bald *ad absurdum* geführt, man fand die Bakterien in großer Anzahl in der Klimaanlage des «Bellevue Startford Hotels», in dem die Legionäre getagt hatten, von wo sie verbreitet wurden und als Aerosol die Atemwege vieler Tagungsteilnehmer infiziert hatten.

Inzwischen ist bekannt, daß Legionellen im Süßwasser leben,

sie besiedeln weltweit natürliche und künstliche Wassersysteme und vermehren sich dort. Bis jetzt sind 46 Legionella-Arten bekannt, von denen einige Infektionen beim Menschen auslösen können. Meist ist eine Legionärskrankheit aber auf Keime der Art *Legionella pneumophila* zurückzuführen. Ihre Verbreitung erfolgt fast ausschließlich über Wassersysteme, die sogenannten «Technischen Vektoren» wie Klimaanlagen, Kühlsysteme, Luftbefeuchter, oder über die Wasserleitungssysteme selbst. Mit Legionellen kann man sich also auch beim Duschen infizieren. Besonders häufig werden die Keime aber in größeren öffentlichen Gebäuden, in Krankenhäusern, Rehabilitationszentren, Bädern, aber auch in Altenheimen oder Hotels nachgewiesen. So wird immer wieder von lokal begrenzten Legionellose-Ausbrüchen berichtet, die oft mehrere Todesopfer kosten, etwa 1998 über einen Ausbruch im Melbourne-Aquarium, 1999 im holländischen Bovenkaspel während einer Blumenmesse, 2001 in Hotels der spanischen Agavenküste und 2002 in englischen Seebädern. In allen Fällen lag die Keimzahl in den Wassersystemen relativ hoch, weit über den 10 Keimen pro Liter, die man meist in natürlichen Systemen findet; oft waren ältere männliche Personen betroffen, die teilweise abwehrgeschwächt waren und die eine spezielle Risikogruppe darstellten.

Die Legionellen selbst werden über Aerosole verbreitet, sie sind in der Lage, sich in Lungenmakrophagen festzusetzen und sich dort zu vermehren. Mittlerweile sind einige Pathogenitätsfaktoren der Legionellen bekannt geworden, darunter Oberflächeneiweiße und ein Proteintransportsystem vom Typ IV, das bereits von den Helicobacter-Bakterien her bekannt ist. Wenn sie rechtzeitig erkannt werden, dann lassen sich Legionellosen mit Antibiotika recht gut behandeln. Das Problem stellt meist der schnelle und zuverlässige Nachweis dar. In Deutschland wird mit etwa 4000 Legionella-Fällen pro Jahr gerechnet, von denen 10–20% tödlich verlaufen. Als Vorbeugemaßnahmen wird empfohlen, künstliche Wassersysteme gelegentlich bis 70°C aufzuheizen und in Gebäuden mit Risiko-Gruppen, etwa auf Intensivstationen, spezielle Filter-Einrichtungen einzubauen. Weiterhin sollte die Keimzahl regelmäßig kontrolliert werden, um bei Bedarf das Wassersystem zu sanieren. Dennoch werden die Legionellen unsere Zivilisation weiter begleiten, es handelt sich, wie es amerikanische Mikrobiologen formulierten, um «infections of human progress».

Nun kommen Legionellen in der Regel jedoch nicht einfach frei im Wasser vor, sie befinden sich vielmehr in anderen einzelligen, eukaryontischen Mikroorganismen, meist in Süßwasseramöben. Hier, innerhalb der Amöben, haben sie auch die intrazelluläre Lebensweise «erlernt», die sie anwenden, um in menschliche Freßzellen und Lungenzellen einzudringen. In einer Amöbe können bis zu 1000 Legionellen leben, die dann mittels dieses «Trojanischen Pferdes» die menschliche Lunge erreichen, wo sie frei werden und sich ausbreiten können. Für die Legionellen selbst hat das Leben in Amöben in ihrer natürlichen Umgebung jedoch weitere Vorteile: Hier sind sie gegen die Bakterienräuber, die Bdellovibrionen, die Legionellen auflösen können, geschützt, antimikrobiell wirkende Stoffe wie Chlor können ihnen nichts anhaben, ja die Amöben-Dauerformen, die Cysten, halten große Mengen davon aus. Insgesamt handelt es sich bei den Legionellen also um weit verbreitete «Umweltpathogene», die aus natürlichen Quellen zum Menschen gelangen, indem sie Amöben als «Transportcontainer» nutzen.

Nun erscheint so ein bakterielles Leben in Amöben doch sehr erfolgreich und komfortabel, so daß sich die Frage aufdrängt, ob nicht weitere Bakterien, außer den Legionellen, möglicherweise auch andere pathogene Organismen, diese Trojanischen Pferde benutzen. Und in der Tat, auch die schon erwähnten Chlamydien, aber wahrscheinlich noch weitere Umweltpathogene wie Pseudomonaden und Listerien überleben in Amöben und werden so möglicherweise auf den Menschen übertragen. Innerhalb der in natürlichen Wassersystemen, in unseren Seen oder Flüssen vorkommenden Amöben befinden sich sehr häufig Mikroorganismen aus den Gruppen der Chlamydien und Rickettsien, so daß das Aufspüren, der Nachweis und das Nachvollziehen der Infektionswege von den Umweltreservoirs auf den Menschen eine neue Forschungsrichtung, die «Infektionsökologie», begründet hat, die sich eben dieser Probleme widmet.

In diesem Zusammenhang ist von Interesse, daß in der Umwelt, aber nicht nur dort lebende Bakterien vielfach in unseren mikrobiologischen Labors mit den konventionellen Techniken überhaupt nicht kultivierbar sind. Das betrifft Mikroorganismen, die sich in Amöben-Containern eingenistet haben, genauso wie prinzipiell kultivierbare Bakterien, die in der Umwelt aber in ein «Schlafstadium» versinken. Eine Aufgabe der Infektionsökologie ist es deshalb, die bisher nicht erkannten in der Umwelt vorkommenden pathogenen Mikroben nachzuweisen und so den Anfang für eine erfolgreiche Bekämpfung zu machen. Geschieht dies nicht, so stünden uns womöglich weitere Überraschungen wie der Legionella-Ausbruch von Philadelphia bevor.

Daß das Problem neuer, aber nicht identifizierbarer Krankheitserreger möglicherweise auch vor 100 Jahren schon bekannt war, zeigt der norwegische Dramatiker Henrik Ibsen (1828–1906) in seinem Stück «Der Volksfeind». Dieses spielt in einem Kurort, der «wie die Pesthölle» voll von «Tieren in den Wasserleitungen» ist. Auf die Frage des Gerbermeisters Morten Kiil, ob man diese Tiere denn auch sehen könne, antwortet der Badearzt Dr. Tomas Stockmann: «Sehen kann man sie nicht», worauf der Gerbermeister entgegnet: »Das ist, hol mich der Teufel, das beste, was ich bisher von Ihnen gehört habe.» Betrachtet man die Entwicklung und Wahrnehmung von Infektionskrankheiten in den letzten Jahrzehnten, so scheint es, daß es nicht nur bei Ibsen solche Gerbermeister wie den Morten Kiil gibt.

12. Die alte Pest: Der Schwarze Tod

Im Jahre 1348 begann der florentinische Dichter Giovanni Boccaccio (1313–1375) sein großes Prosawerk «Il Decamerone». Er schrieb dieses Buch vor dem Hintergrund einer heraufziehenden Pest-Epidemie, die nicht nur Boccaccios Heimatstadt Florenz, sondern ganz Europa bedrohte. In seiner Novellensammlung führt Boccaccio aus: «Ungefähr am Frühlingsanfang des vergangenen Jahres begann die Seuche ihre entsetzlichen und verheerenden Wirkungen zu offenbaren. Zu Beginn entstanden bei Männern und Frauen Schwellungen in der Leistenbeuge oder in der Achselhöhle, zuweilen so groß wie ein gewöhnlicher Apfel oder wie ein Ei, die schlichtweg Pestbeulen genannt wurden. Später gewann die Krankheit eine neue Form. Es erschienen überall am Körper schwarze oder bläuliche Flecken ... Sie waren immer die Vorboten des Todes.» Was hier von Boccaccio so eindrucksvoll geschildert wird, das sind in der Tat die Symptome, die sich nach einer Übertragung von Keimen des Pest-Erregers auf den Menschen einstellen. Wegen der bläulichschwarzen Flecken, bei denen es sich um Gefäßblutungen handelt, wurde die Pest auch der «Schwarze Tod» genannt.

Eigentlich besiedeln die Pest-Bakterien Nager, vor allem Ratten. Von dort können sie durch den Rattenfloh, der die Bakterien mit kontaminiertem Rattenblut aufnimmt, auch auf den Menschen übertragen werden. Dieser komplizierte Übertragungsweg wurde erst vor gut 100 Jahren entdeckt, das Krankheitsbild der Beulenpest, die Boccaccio beschreibt, ist jedoch schon seit Jahrtausenden bekannt. Neben der Beulenpest kann es beim Menschen auch zur Lungenpest kommen, wenn die Atemwege durch das Bakterium infiziert werden. Bei dieser Form der Erkrankung können die Pest-Bakterien durch kleine Wassertröpfchen direkt von Mensch zu Mensch weitergegeben werden. Die Lungenpest endet fast immer tödlich.

Die Pest-Epidemie der Jahre 1346 bis 1352 stellte einen Wendepunkt, nicht nur in der Geschichte der Seuchen, sondern generell in der Historie des Abendlandes dar. Insgesamt fielen ihr über 20 Millionen Menschen zum Opfer, das waren etwa ein Drittel der Einwohner Europas. Ganze Landstriche wurden entvölkert, die Einwohnerzahlen in den Städten gingen zurück, die Besiedlung Osteuropas wurde für lange Zeit unterbrochen. Und man suchte Schuldige und glaubte sie in den Juden gefunden zu haben. In vielen Städten Europas wurde die Pest-Epidemie von Pogromen an den Juden begleitet, die dazu führten, daß in vielen Städten keine oder nur noch sehr kleine jüdische Gemeinden bestehen blieben. Insgesamt sind die Dimensionen dieses Seuchenzuges ohne Vergleich in der Geschichte, allenfalls erinnern bestimmte Aspekte an die Spanische Grippe des Jahres 1918, die, wie bereits dargestellt, auch über 20 Millionen Menschen das Leben kostete.

Ihren Ausgangspunkt nahm die Pest des 14. Jahrhunderts in Asien, von wo sie wohl über die Seidenstraße nach Kaffa auf der Krim gelangte, einem Ort, der heute Feodosia heißt und der damals als genuesische Handelskolonie diente. Die Stadt Kaffa wurde 1346 von einem tartarischen Heer belagert. Die Truppen der Tartaren wurden aber von der heraufziehenden Pest dezimiert, was sie zum Abzug bewog, allerdings nicht, ohne zuvor einige Pestleichen über die Mauern der Stadt Kaffa geworfen zu haben, so daß sich die Krankheit dann auch innerhalb der Stadt ausbreitete. Übrigens wird dieses Verhalten heute als einer der ersten dokumentierten Fälle einer «Biologischen Kriegsführung» interpretiert, da ja bewußt Infektionserreger als Waffen in einer kriegerischen Auseinandersetzung eingesetzt wurden. Wegen des Ausbruches der Seuche zogen jedoch auch die genuesischen Truppen ab, auf ihren Schiffen aber transportierten sie mit Pest-Bakterien infizierte Ratten, die die Seuche dann über Konstantinopel, Genua und Marseille nach Europa brachten, mit den schon erwähnten verheerenden Konsequenzen.

Die Pest des 14. Jahrhunderts ist zwar der gravierendste, jedoch nicht der einzige dokumentierte große Ausbruch dieser Seuche in der Geschichte. Schon in der Antike und im Frühmittelalter wird von Pestfällen berichtet, und auch nach 1348 sind zahlreiche Pestausbrüche dokumentiert. Die Verse aus dem Mittelalter, «Ich bin der schnelle schwarze Tod, ich überhol das schnelle Boot und auch den schnellen Reiter», nehmen die Erfahrungen mit dieser Seuche genauso auf, wie der bekannte Holzschnitt Albrecht Dürers «Die vier apokalyptischen Reiter», der einen mit Pfeil und Bogen bewaffneten Mann zeigt, der die Seuche symbolisieren soll. Altäre in vielen Orten, die den Pestheiligen St. Rochus mit den typischen Pestbeulen zeigen, aber auch die Pestsäulen in europäischen Städten – die vielleicht bekannteste befindet sich mitten in Wien, am Graben – dokumentieren eindrucksvoll die Bedeutung dieser Seuche. So nimmt es nicht wunder, daß sich auch immer wieder Literaten dieses Themas angenommen haben. Die Epidemie in Mailand im Jahre 1630 wurde im 19. Jahrhundert von dem italienischen Schriftsteller Alessandro Manzoni (1785–1873) beschrieben, Daniel Defoe (1660–1731) wurde bekannt durch sein 1722 erschienenes Werk «Die Pest in London», das die Ereignisse der Pest-Epidemie des Jahres 1665 in der englischen Hauptstadt beleuchtet. Und auch im 20. Jahrhundert spielt die Pest eine Rolle als literarische Metapher, so in Karel Capeks (1890–1938) Roman die «Die weiße Krankheit» von 1937 und vor allem natürlich im Werk «Die Pest» von Albert Camus (1917–1960), das 1947 erschienen ist. Schon im Mittelalter wurde übrigens das Wort «Pest» sehr generell als Sammelbegriff für massenhafte Todesfälle verwendet, und diese Symbolhaftigkeit der Pest als Metapher für schwere Heimsuchungen hat sich bis heute erhalten.

In Europa geht die Ära der Pest ab 1684 zu Ende. Es ist eigentlich nie richtig klar geworden, warum die Pest zum Ende des 17. Jahrhunderts so schlagartig zurückgegangen ist, wahrscheinlich kommt die Meinung der Wahrheit am nächsten, die besagt, daß in Europa die Hausratte zu dieser Zeit von der Wanderratte abgelöst wurde und daß diese neue Rattenart als Überträger der Seuche weniger gut geeignet war, da sie menschliche Siedlungen eher mied. Hinzu kamen hygienische Verbesserungen und wohl auch die Tatsache, daß nach den Kriegen mit der Türkei der Austausch von Waren und Gütern mit südosteuropäischen und asiatischen Ländern reduziert wurde, was auch die Verbreitung der Pest-Erreger minimierte. Kann nun heute davon gesprochen werden, daß die Pest endgültig besiegt ist? In Europa spielt die Seuche momentan keine Rolle, wenn man allerdings die Situation weltweit in den Blick nimmt, so muß diese Frage mit «Nein» beantwortet werden. Seit 1894 werden, ausgehend von Hongkong, Pest-Bakterien infolge einer neuen Pandemie weltweit verbreitet, wobei wiederum Nager an Bord von Schiffen als Überträger fungieren. Nach Angaben der WHO nehmen Pestfälle heute wieder zu, so daß die Erreger als «reemerging pathogens» eingestuft wurden. Waren es 1981 nur 200 Pestfälle, die weltweit registriert wurden, so wurden 1998 schon 3000 Fälle gezählt, davon 65% in Afrika. 1994 kam es in Ostafrika und Indien zu lokal begrenzten Epidemien, die für große Aufmerksamkeit sorgten. Besonders besorgniserregend ist in diesem Zusammenhang die Tatsache, daß 1998 von den Pariser Mikrobiologen Elisabeth Carniel und Patrice Courvalin erstmals ein Pest-Bakterium beschrieben wurde, das eine Multiresistenz gegen die Antibiotika ausbildete, die normalerweise bei der Pestbehandlung zum Einsatz kommen. Zwar sind andere Präparate, wie die Quinolone, auch bei diesen resistenten Stämmen noch wirksam, dennoch wird das Vorkommen von multiresistenten *Y.-pestis*-Varianten als Alarmzeichen verstanden, sowohl was die Behandlung bei künftigen Erkrankungen angeht als auch was den möglichen Einsatz als biologische Waffe betrifft.

Der Pest-Erreger selbst, *Yersinia pestis*, wurde 1894 von Alexandre Yersin erstmals isoliert. Er gehört zur Gattung der Yersinien, die sich aus 11 Arten zusammensetzt, von denen drei als Krankheitserreger Bedeutung erlangt haben. Neben *Y. pestis* sind dies die Arten *Yersinia pseudotuberculosis* und *Yersinia enterocolitica*. Interessanterweise zeigen die beiden anderen pathogenen Yersinia-Arten nun ganz andere Eigenschaften als *Y. pestis*. Sie lösen in der Regel Darminfektionen aus und werden direkt von Mensch zu Mensch durch verunreinigtes Wasser und Lebensmittel übertragen. Molekularbiologische Untersuchungen der letzten Zeit haben nun ergeben, daß *Y. pseudotuberculosis* und *Y. pestis* ganz eng miteinander verwandt sind, ja daß sie sich wahrscheinlich erst im Laufe der letzten 1000 bis 10000 Jahre voneinander getrennt haben, was, betrachtet man die gesamte Dauer der Bakterien-Evolution, die einen Zeitraum von zwei bis drei Milliarden Jahre umfaßt, eine enorm kurze Zeitspanne ist. Wenn man nun die Genome der verschiedenen Yersinia-Arten miteinander vergleichen würde, so müßten eigentlich die entscheidenden krankmachenden Faktoren und ihre Gene identifiziert werden können.

Genau dies wurde nun in den letzten Jahren von verschiedenen Laboratorien unternommen. Dabei zeigte sich wiederum, daß auch die Genome der pathogenen Yersinia-Arten, wie die anderer Krankheitserreger, außerordentlich variabel sind. So besitzen alle drei pathogenen Yersinia-Spezies ein Plasmid, das wiederum einen Typ-III-Transportapparat kodiert, der bestimmte Effektorproteine in die Wirtszelle einschleust. Diese Effektoren, die zuerst von dem Münchener Mikrobiologen Jürgen Heesemann beschrieben wurden, sind an der Auslösung der Infektion beteiligt. Weiterhin tragen alle drei pathogenen Arten eine Pathogenitätsinsel, die für ein zusätzliches Eisenaufnahmesystem verantwortlich ist. Allerdings besitzt *Y. pestis* zusätzlich noch zwei weitere Plasmide, die bei den anderen Yersinia-Arten nicht vorhanden sind und die folglich erst vor kurzem in das *Y.-pestis*-Genom aufgenommen wurden. Von einem dieser Plasmide wird nun ein Toxin, eine Lipase, gebildet, die für das Überleben der Bakterien im Magen der Rattenflöhe notwendig ist. Das andere Plasmid ist verantwortlich für die Bildung einer molekularen Schere, einer Protease, die ein Eiweiß der Wirtszelle, das Plasmin, spaltet und so wahrscheinlich den Eintritt der Bakterien in den Blutkreislauf der Ratte sicherstellt. Die zusätzlichen Funktionen, die bei *Y. pestis* gefunden wurden, haben also etwas mit der Ausbreitung der Bakterien in den Ratten und Insekten zu tun und damit indirekt auch mit dem Kreislauf, der letztlich zur Infektion beim Menschen führt.

Weiterhin hat die vergleichende Genomanalyse der verschiedenen Yersinia-Arten nun ergeben, daß mehr als 100 Yersinia-Gene, die bei den beiden darmpathogenen Yersinia-Arten, *Y. pseudotuberculosis* und *Y. enterocolitica,* intakt sind, bei *Y. pestis* Defekte aufweisen. Bei *Y. pestis* scheinen diese Gendefekte die Anpassung der Bakterien an einen neuen Wirt oder eine neue Lebensform widerzuspiegeln. Möglicherweise sind diese Gendefekte im Falle von *Y. pestis* nötig, um das Überleben der Bakterien in den Insektenzellen zu gewährleisten, da auch andere Bakterien, die als Symbionten in Zellen von Ameisen oder Läusen leben, ein verkleinertes Genom aufweisen. Diese interessante neue Einsicht, daß eine genetische Anpassung, die im Falle von *Y. pestis* sogar mit der Entwicklung eines neuen Krankheitserregers gekoppelt sein kann, durch die Inaktivierung von Genen gekennzeichnet ist, wird auch als «evolution by reduction» bezeichnet. Anders formuliert: Eine evolutionäre Weiterentwicklung findet nicht nur statt, indem DNA neu aufgenommen wird, etwa in Form von Plasmiden, Bakteriophagen oder Genominseln, vielmehr kann auch der Verlust von Genen zur Entwicklung neuer Krankheitserreger beitragen. Die Evolution folgt hier augenscheinlich dem Prinzip «small is beautiful».

Aber noch ein anderes wichtiges Prinzip der Infektionsbiologie wurde am Beispiel der Pest-Infektion herausgearbeitet: die Übertragung von Erregern durch andere Organismen, im Falle der Pest-Bakterien durch den Rattenfloh. Insekten, aber auch Nager treten oftmals als Überträger von Infektionserregern auf, sie werden deshalb auch «natürliche Vektoren» genannt. In diesem Zusammenhang sei darauf verwiesen, daß der Terminus der «technischen Vektoren» bereits bei der Beschreibung der Verbreitung von Legionellen durch Duschen, Klimaanlagen und Trinkwassersysteme verwendet wurde. Die Verbreitung von Erregern durch «natürliche Vektoren» ist nun allerdings sehr häufig und keineswegs auf *Yersinia pestis* beschränkt. So werden viele der später noch ausführlicher beleuchteten tropischen Parasiten durch Vektoren übertragen, die Malaria-Erreger durch die Anopheles-Mücke, die Erreger der Schlafkrankheit durch die Tse-Tse-Fliege und die Leishmania-Erreger durch eine weitere tropische Mückenart, die Sandmücke. Auch verschiedene tropische Viren, die Gelbfieber oder das Dengue-Fieber verursachen, werden durch Insekten verbreitet.

Aber auch in Mitteleuropa kommen eine Reihe von Infektionen vor, an deren Ausbreitung Insekten beteiligt sind. In früheren Zeiten, insbesondere im Gefolge von Kriegen und Hungersnöten, kam es auch in unseren Breiten häufig zu Fleckfieber-Epidemien. Der Erreger *Rickettsia prowazekii*, ein obligat intrazellulär lebendes Bakterium, wird dabei von der Hauslaus auf den Menschen übertragen, wo es zu schweren systemischen Infektionen führen kann. In letzter Zeit sind es jedoch vor allem die Schildzecken, gemeinhin auch als «Holzböcke» bezeichnet, die als Überträger von Infektionserregern eine Rolle spielen. Sie sind sowohl an der Ausbreitung der Borreliose als auch an der Übertragung des FSME(«Frühsommer-Meningo-Encephalitis»)-Virus beteiligt. FSME-Viren sind in Süddeutschland, Österreich und Südost-Europa verbreitet und können schwere Gehirninfektionen auslösen. Gegen die FSME-Virus-Infektion ist ein Impfstoff verfügbar, bei Aufenthalten in Gebieten, wo das FSME-Virus verbreitet ist, wird eine Impfung, insbesondere von Kindern, empfohlen.

Im Gegensatz zur FSME-Infektion ist die Borreliose auf das Wirken von Bakterien der Art *Borrelia burgdorferi* zurückzuführen. Die durch Zecken übertragenen Borrelien führen zunächst zu einer lokalen Infektion mit Hautrötung, später können sie Gelenkerkrankungen auslösen, die nach einem längeren Zeitraum sogar in Hirnhautentzündungen übergehen können. In Deutschland sind 20–30% aller Schildzecken von Borrelien besiedelt, so daß die Wahrscheinlichkeit, sich nach einem Zeckenstich mit Borrelien zu infizieren, beträchtlich ist. So wird allein in Deutschland jährlich mit bis zu 60 000 Borrelia-Fällen gerechnet. Bei einer Borrelia-Infektion kann man im ersten Stadium erfolgreich Antibiotika einsetzen, wichtig ist es jedoch, Zecken nach einem Biß sofort zu entfernen, um das Risiko einer Ausbreitung der Bakterien möglichst zu minimieren.

Die Borreliose wird nach dem Ort Lyme in Connecticut, an dem sie 1975 erstmals gehäuft auftrat, auch als «Lyme-Disease» bezeichnet. Der Bakteriologe Willy Burgdorfer konnte dann 1983 den Zusammenhang zwischen einer Borrelia-Infektion und den Gelenkerkrankungen herstellen. Seitdem wird auch dieser Infektionserreger, der dann als *Borrelia burgdorferi* bezeichnet wurde, zu den etwa 30 seit 1975 neu entdeckten «new emerging pathogens» gerechnet. Auch die Borrelien sind in der Lage, mehrere hochvariable Oberflächenproteine zu produzieren, die an der Krankheitsentstehung beteiligt sind. Diese Eiweiße bilden auch die Grundlage für die Entwicklung von Impfstoffen, die jedoch bislang noch zu keinem zufriedenstellenden Abschluß gelangt ist.

Insgesamt gibt es also eine relativ große Anzahl von humanpathogenen Infektionserregern, die mittels Vektoren aus ihren natürlichen Reservoirs oder von Zwischenwirten auf den Menschen übertragen werden. Allein in Deutschland wird mit über 20 hier vorkommenden vektorvermittelten Erregern gerechnet. Da gegen viele dieser Erreger, wie die Borrelien, aber auch gegen die Malaria oder das Dengue-Fieber und letztlich auch gegen die Pest bisher keine gut wirksamen und verträglichen Impfstoffe verfügbar sind, wird darüber diskutiert, ob nicht die Ausschaltung oder die Veränderung der «Vektoren» für die Infektionsbekämpfung eingesetzt werden kann. Daß dies prinzipiell möglich ist, zeigt der erfolgreiche Einsatz von Pestiziden, die in den 60er Jahren des vergangenen Jahrhunderts verwendet wurden, um die Anopheles-Mücke als Überträgerin der Malaria in Afrika zu bekämpfen. Allerdings wurde für diese Aktionen auch das schwer abbaubare Dichlor-Diphenyl-Trichloräthan (DDT) verwendet, so daß sozusagen der Teufel mit dem Beelzebub ausgetrieben wurde. Dennoch werden solche chemischen Maßnahmen weiterhin diskutiert und auch angewendet. Außerdem bietet es sich an, «ökologische» Verfahren zu nutzen, um gezielt die Anzahl von Vektoren zu minimieren oder diese ganz auszuschalten. Viele der Insekten, die Infektionen übertragen, sind an spezielle Standorte angepaßt. Würde man nun die natürlichen Umweltbedingungen wie die Feuchtigkeit oder die Vegetation so verändern, daß diesen Vektoren ihr Lebensraum entzogen würde, so könnte sich dies auch positiv auf das Infektionsgeschehen auswirken. Das Trockenlegen von Sümpfen, nicht zuletzt in Südeuropa, hat im 19. und im beginnenden 20. Jahrhundert tatsächlich zu einer Reduktion und schließlich zur weitestgehenden Ausmerzung der Malaria geführt, so daß auch derartige Maßnahmen weiterhin in Erwägung gezogen werden.

Darüber hinaus wird neuerdings diskutiert, ob es nicht sinnvoll wäre, genetisch veränderte Vektoren freizusetzen, die beispielsweise keine Erreger mehr transportieren könnten, aber die ansonsten ähnliche Eigenschaften aufweisen würden wie ihre Wildformen. Hier sind natürlich noch viele Fragen hinsichtlich der ökologischen Konsequenzen offen.

13. Die neue Pest: AIDS

War der Beginn des 20. Jahrhunderts durch eine Seuche ungeheuren Ausmaßes geprägt, die «Spanische Grippe», die über 20 Millionen Todesopfer forderte und die auf allen Kontinenten wütete, so wurde auch der Ausgang des vergangenen Jahrhunderts durch ein globales Infektionsgeschehen bestimmt, das freilich weiter anhält und dessen Ende nicht abzusehen ist: Infektionen durch das HI(«human immune deficiency»)-Virus und die Immunschwächekrankheit AIDS («acquired immune deficiency syndrome»). Einige Zahlen sollen die Dramatik des Geschehens verdeutlichen: Insgesamt waren bis zum Jahre 2002 über 60 Millionen Menschen mit dem HIV infiziert, davon waren zu diesem Zeitpunkt bereits über 18 Millionen Personen verstorben. Von den etwa 42 Millionen aktuell Infizierten hatten rund ein Drittel das Krankheitsbild AIDS ausgeprägt. Jährlich kommt es momentan zu etwa 5,6 Millionen Neuinfektionen, rund 3,1 Millionen HIV-Infizierte sterben jedes Jahr. Dies bedeutet, daß es täglich weltweit zu etwa 15 000 Neuinfektionen kommt. Nahezu 95 % aller HIV-Infizierten leben in Entwicklungsländern, die meisten, mehr als 70 %, in Afrika, wo in einigen Gegenden die Durchseuchung, also der Anteil von HIV-positiven Personen an der Gesamtbevölkerung, bis zu 35 % beträgt. Aufgrund dieser schockierenden Tatsachen wird AIDS vielerorts auch als die «neue Pest» bezeichnet.

In Deutschland ist die Situation nicht so dramatisch wie in einigen Ländern Afrikas, Asiens oder Lateinamerikas. Dennoch, insgesamt rechnet man damit, daß sich bis zum Jahre 2002 über 60 000 Menschen mit dem HI-Virus infiziert haben, aktuell lebten im Jahre 2002 rund 39 000 HIV-infizierte Personen in Deutschland, darunter etwa 5000, die das Krankheitsbild AIDS ausprägten. Die Zahl der Neuinfizierten beträgt pro Jahr momentan rund 2000, und die Zahl der jährlichen durch

AIDS bedingten Todesfälle liegt bei etwa 600. Das Schockierende an diesen Zahlen ist vor allem die Tatsache, daß eine Besserung der Situation, zumindest in den Nicht-Industrieländern, in nächster Zeit nicht abzusehen ist. Und mit AIDS gehen mannigfaltige soziale Probleme einher, man denke nur an die 16 Millionen sogenannten «AIDS-Waisen», Kinder, die ihre Mutter oder beide Elternteile durch die Immunschwächekrankheit verloren haben.

Das HI-Virus wird in über 75% der Fälle durch Sexualkontakte übertragen. Aber eine Übertragung des Virus von einer infizierten Mutter auf ein Kind ist ebenfalls möglich. Weiterhin erfolgen Übertragungen bei Drogenabhängigen durch kontaminierte Nadeln. Besonders in den 1980er Jahren ist es auch häufig zur Ausbreitung des HI-Virus durch Blutprodukte gekommen, so sind etwa 3 Millionen Infektionen auf diese Weise erfolgt, darunter auch bei Personen, die an der sogenannten Bluter-Krankheit litten. Diese Erbkrankheit ist dadurch charakterisiert, daß sich das Blut nach einer Verwundung nicht verfestigen kann und daß den Patienten deshalb ständig ein Blutprodukt, der Gerinnungsfaktor VIII, zugeführt werden muß. Viele dieser Faktor-VIII-Präparate waren in den 1980er Jahren mit AIDS-Viren kontaminiert.

Symptome des später AIDS genannten Geschehens wurden im Jahre 1981 erstmals beschrieben. Der vom CDC in Atlanta herausgegebene wöchentliche Report berichtete am 5. Juni über mysteriöse Erkrankungen bei fünf jüngeren homosexuellen Männern, die an einer durch den Pilz *Pneumocystis carinii* ausgelösten Infektion der Lungen litten. Kurze Zeit später wurde ein Bericht veröffentlicht, der das gehäufte Auftreten von Kaposi-Sarkomen, einer seltenen Krebsart, bei ansonsten gesunden homosexuellen Männern beschrieb. Da es sich bei den Patienten der sich häufenden Berichte mit ähnlichem Inhalt durchweg um Homosexuelle handelte, wurde die Erkrankung zunächst als «GRID» («gay related immune deficiency») bezeichnet, um dann 1982 in AIDS umgetauft zu werden. Die Suche nach dem Erreger gestaltete sich dann zu einem teilweise bizarren Wettlauf zwischen der Arbeitsgruppe von Luc Montagnier vom Pariser «Institute Pasteur» und dem Labor von Robert Gallo vom «National Institute of Health» in Bethesda, USA. 1983 konnte die Pariser Gruppe die Isolation eines LAV («lymphadenopathy associated virus») genannten Erregers aus weißen Blutkörperchen publizieren. Gallo beschrieb ebenfalls einen Virus, den er aus bestimmten Proben isoliert hatte und den er HTLV («human T cell lymphotropic virus») III, in Analogie zu den HTLV I und II genannten humanen Retroviren nannte. Montagnier hatte jedoch eine Probe seiner Virus-Präparation an Gallo gesandt, und die dann von dem amerikanischen Labor publizierten Daten waren praktisch identisch mit den von den französischen Wissenschaftlern veröffentlichten Befunden. Deshalb wird Montagnier heute meist als der Entdecker des AIDS-Virus angesehen. Beide Labors, das von Montagnier und das von Gallo, haben jedoch entscheidend zu der Erkenntnis beigetragen, daß das später HIV I genannte Virus als Auslöser von AIDS zu betrachten ist. Im Jahre 1986 wurde dann von Montagnier ein mit HIV II bezeichnetes zweites infektiöses Agenz, das mit AIDS assoziiert ist, beschrieben.

Bei dem Erreger handelt es sich, wie auch bei einigen schon beschriebenen Onco-Viren, die Krebs auslösen können, um ein Retro-Virus. Die Erkrankung selbst verläuft chronisch und in Etappen. Die Virus-RNS wird dabei, wie bei Retro-Viren üblich, in DNS umgeschrieben und dann in das Genom der menschlichen Zellen integriert. Zunächst kommt es dann zu grippeähnlichen Symptomen bei den infizierten Personen, die meist nicht dramatisch verlaufen. Allerdings kann es schon sechs Monate nach der Infektion zur Ausbildung des Krankheitsbildes AIDS kommen. Da die Viren zunächst weiße Blutkörperchen des Immunsystems, die sogenannten CD4-Lymphozyten, befallen, die eine zentrale Rolle bei der Steuerung der Immunabwehr spielen, kommt es zu einer dramatischen Schwächung des Immunsystems.

Damit einher gehen dann die «Sekundärinfektionen», meistens ausgelöst von schon erwähnten opportunistischen Keimen, die bei normal immunkompetenten Personen in der Regel selten Infektionen auslösen. Neben *Candida albicans* wird bei

HIV-infizierten Personen häufig der schon erwähnte Pilz *Pneumocystis carinii* isoliert, der zu Lungenentzündungen führen kann. Auch Cryptokokken führen bei HIV-Infizierten oft zu Infektionen. Aber auch die schon erwähnten Mykobakterien, sowohl der Tuberkulose-Erreger *M. tuberculosis* als auch die atypischen Mykobakterien, sowie virale Erreger wie Herpes-Viren oder Cytomegalo-Viren werden als Verursacher von «Sekundärinfektionen» häufig bei HIV-Infizierten gefunden. Weiterhin wird bei AIDS-Patienten in relativ hoher Anzahl das schon erwähnte Kaposi-Sarkom, eine spezielle Krebsart, diagnostiziert, die von einem weiteren Herpes-Virus, HHV8, ausgelöst wird. Somit versterben HIV-Infizierte in der Regel nicht an der HIV-Infektion selbst, sondern an Infekten, die der Körper mit seinem nahezu völlig zusammengebrochenen Immunsystem nicht mehr bewältigen kann. Die hier kurz skizzierte Symptomatik kann sich relativ schnell entwickeln, sie kann aber auch erst 10 oder 12 Jahre nach einer Infektion einsetzen. Es sind sogar einige Fälle bekannt, bei denen es nach einer HIV-Übertragung überhaupt zu keiner Ausbildung des Krankheitsbildes AIDS kam.

Es erhebt sich hier natürlich die Frage nach Behandlungsmöglichkeiten und nach vorbeugenden Maßnahmen gegen eine HIV-Infektion. Die Antwort auf die Frage, wie AIDS zu verhüten sei, ist in gewisser Hinsicht einfach. Obenan steht die Aufforderung, bei Sexualkontakten, zumal mit fremden Partnern, Kondome zu benutzen, Prostitution zu meiden und bei aggressiven Sexualpraktiken zurückhaltend zu sein. Darüber hinaus ist es notwendig, den sogenannten «Sextourismus» konsequenter zu bekämpfen als bisher. Weiterhin heißt Kampf gegen AIDS auch Kampf gegen Drogenmißbrauch. Dennoch hat die AIDS-Problematik viele weitere Facetten. So war Promiskuität, also Verkehr mit wechselnden Sexualpartnern, in einigen Regionen Afrikas lange gebräuchlich und in einigen Gegenden nur schwer einzudämmen. Hier sind aufwendige Aufklärungskampagnen nötig. Weiterhin kommt es in hoch durchseuchten Gebieten oftmals zu Übertragungen des Virus von infizierten Müttern auf ihre Kinder. Durch den Einsatz von Medikamenten könnte das Risiko einer solchen Übertragung minimiert werden. Allerdings sind derartige Therapien teuer, und die Medikamente stehen dort, wo sie am nötigsten gebraucht werden, im südlichen Afrika beispielsweise, nur bedingt zur Verfügung. Deshalb wurden Programme von der WHO, der Weltbank, aber auch von einigen Pharmafirmen initiiert, Medikamente in Entwicklungsländern kostenlos oder zu einem deutlich geringeren Preis als in Industrieländern zur Verfügung zu stellen. Diese Programme beginnen aber erst langsam zu greifen. Gerade diese gesellschaftliche Komponente, die die Verteilungsgerechtigkeit auf dieser Welt berührt, macht die AIDS-Problematik so ungeheuer kompliziert.

Leider muß auch konstatiert werden, daß trotz vieler Bemühungen ein Impfstoff gegen eine HIV-Infektion noch nicht in Sicht ist. Zwar werden immer wieder neue Vakzine-Varianten getestet; besonders weit fortgeschritten in der Erprobung ist ein möglicher Impfstoff auf der Basis eines Oberflächenproteins des HI-Virus, gp120. Auch rekombinante Impfstoffe, bei denen HIV-spezifische Eiweiße beispielsweise in BCG-Stämme oder Vaccinia-Virus-Genome, die ansonsten zur Tuberkulose-Impfung bzw. zur Pockenvakzinierung verwendet werden, «eingebaut» werden, sind in der Erprobung. Weiterhin werden DNS-Impfstoffe, die auf der Basis der Verabreichung nackter Nukleinsäuren entwickelt werden, als Möglichkeiten angesehen, einen Immunschutz gegen HIV zu erreichen. Bisher hat jedoch noch keine der verschiedenen Varianten zu einem Ziel geführt, und viele Experten sind skeptisch, ob ein Impfstoff gegen AIDS-Viren überhaupt wird entwickelt werden können.

Im Laufe der letzten Jahre sind aber Medikamente hergestellt worden, die eine Vermehrung des Virus im menschlichen Körper zumindest behindern und die bei HIV-Infizierten lebensverlängernd wirken. Diese Chemotherapeutika setzen bei den beiden Prozessen an, mit deren Hilfe sich das Virus im menschlichen Körper vermehrt, der reversen Transkription, also dem Umschreiben der RNS in DNS, wie es für Retro-Viren typisch ist, und der Virusreifung, dem «Zurechtschneiden» seiner Eiweiße. Beide Prozesse können nun durch entsprechende Substanzen, sogenannte Transkriptaseinhibitoren und Proteasehemmer, massiv gestört werden. Eine ausgeklügelte Therapie, die als «HAART» («highly active anti viral therapy») bezeichnet wird und die sich dieser beiden Substanzklassen bedient, hat dabei zu bemerkenswerten Erfolgen geführt. Allerdings ist diese Therapieform einerseits teuer, so daß sie in großem Umfange bisher vor allem Patienten in Industriestaaten zur Verfügung steht. Zum anderen ist sie trotz vieler Verbesserungen gerade in den letzen Jahren für die Patienten sehr belastend. Darüber hinaus handelt es sich bei den AIDS-Viren wiederum um Mikroben mit hochvariablen Genomen, die immer wieder neue Varianten hervorbringen, welche sich dann als partiell behandlungsresistent erweisen können. Um dieses Problem zumindest teilweise zu umgehen, werden momentan neue Medikamente entwickelt, die beispielsweise beim Andocken des Virus an eine menschliche Zelle ansetzen, um so die Infektion zu verhindern. Es liegt noch ein langer Wettlauf zwischen dem Virus, das eine enorme Wandlungsfähigkeit besitzt, und dem Menschen, der der Verbreitung dieses Virus Grenzen setzen will, vor uns – mit ungewissem Ausgang.

Während einer Virus-Infektion zirkulieren Virus-Partikel eine Weile im Blut der Patienten, bis sie eine neue Zelle, beispielsweise ein weißes Blutkörperchen oder eine Freßzelle, befallen. Dabei müssen die Viren an die menschlichen Zellen andocken, was sie unter Zuhilfenahme menschlicher Oberflächenproteine, den sogenannte Rezeptoren, tun. Bei den weißen Blutkörperchen bevorzugen die Viren das CD4-Molekül als Rezeptor. Oftmals reicht es den Viren jedoch nicht, eine Verbindung zu nur einem Rezeptor herzustellen. Um in Freßzellen einzudringen, bedienen sich AIDS-Viren deshalb eines weiteren menschlichen Eiweißes, das als CCR5-Ko-Rezeptormolekül bezeichnet wird. Ko-Rezeptoren sind häufig notwendig, um einen Infektionsprozeß «erfolgreich» im Sinne des pathogenen Mikroorganismus ablaufen zu lassen. Mit dem CCR5-Molekül hat es bei der HIV-Infektion jedoch noch eine besondere Bewandtnis.

Es wurde schon darauf hingewiesen, daß es HIV-infizierte Personen gibt, die das Krankheitsbild AIDS nicht ausbilden und bei denen die Infektion sogar rückläufig ist. Arbeiten aus verschiedenen Laboratorien haben nun ergeben, daß bei einigen dieser «long surviver» genannten lange Überlebenden von HIV-Infektionen das CCR5-Molekül im Gegensatz zu fast allen anderen Personen eine veränderte Struktur hat. Zurückzuführen sind diese Änderungen der CCR5-Struktur auf Variationen des zugrundeliegenden Genes im menschlichen Genom. Solche Unterschiede in bestimmten Bereichen des Genoms zwischen unterschiedlichen Individuen einer Art, also auch zwischen verschiedenen Menschen, werden als «Polymorphismen» bezeichnet. Die Genbereiche, die derartige Variationen aufweisen, sind gekennzeichnet durch SNPs, «single nucleotide polymorphisms». Das Aufspüren solcher SNPs und ihr Zusammenhang mit dem Auftreten bestimmter Krankheiten ist eine Herausforderung, der sich die Humangenetiker momentan unter Verwendung der menschlichen Gesamtgenomsequenz stellen. Neben der veränderten Empfindlichkeit gegenüber AIDS sind solche SNPs, die dann natürlich in anderen Genen vorkommen, auch verantwortlich für Änderungen in der Empfänglichkeit einzelner Personen gegenüber der Malaria. Dies wird im folgenden Kapitel ausführlicher ausgeführt.

Augenscheinlich liegt bei diesen «HIV-resistenten» Personen, bedingt durch einen Genpolymorphismus, also ein zelluläres Molekül, das CCR5-Protein, vor, das eine Resistenz gegen die Infektion bewirkt. Dieser aufsehenerregende Befund hat natürlich sofort zu Überlegungen geführt, diese Änderung der Ko-Rezeptorstruktur zur Bekämpfung von HIV-Infektionen zu nutzen. So könnten veränderte, also HIV-resistente CCR5-Rezeptor-Moleküle, die Basis für Medikamente bilden, um das Virus von seinen eigentlichen Andockstellen «abzulenken». Diskutiert wird auch, eine veränderte CCR5-Genkopie in menschliche Zellen einzubringen, also ein «empfindliches» CCR5-Molekül gegen eine resistente Variante auszutauschen. Mittels einer solchen «Gentherapie» könnten dann unempfindliche menschliche Zellen im Organismus von Infizierten entstehen, was eine Abschwächung der Infektion oder sogar eine Ausheilung bewirken könnte. Es ist noch zu früh, den möglichen abschließenden Erfolg dieser Bemühungen zu bewerten, wobei die

Kostenfrage für eine solch aufwendige Therapie noch gar nicht diskutiert wurde. Jedoch scheint mit den «HIV-resistenten» CCR5-Varianten eine Achillesferse des HI-Virus entdeckt worden zu sein, die es vielleicht in Zukunft verwundbar werden läßt.

Neben den Fragen nach der Übertragung und der Bekämpfung der AIDS-Krankheit hat in der öffentlichen Debatte immer wieder die Frage nach der Herkunft des Virus eine Rolle gespielt. Dabei hat diese Problematik nicht nur die Wissenschaft, sondern auch die hohe Politik beschäftigt. Immerhin hatte der Ostberliner Biologe Jakob Segal Mitte der 1980er Jahre vor der «Versammlung der Blockunabhängigen Staaten» in Harare die Behauptung aufgestellt, daß das Virus aus der amerikanischen Biowaffen-Anlage in Fort Detrick entwichen wäre und daß der US-amerikanische Imperialismus somit nicht nur Not und Elend über die Menschheit, sondern auch noch das AIDS-Virus über dieselbe gebracht hätte. Obwohl sich diese aberwitzige These mittlerweile durch Recherchen in den Archiven des ehemaligen sowjetischen Geheimdienstes KGB als Teil einer weltweiten Desinformationskampagne erwiesen hat, wurde sie im Vorfeld der Welt-AIDS-Konferenz im Jahre 2000 in Durban von Teilen der südafrikanischen Regierung noch einmal aufgewärmt. Dabei ist seit einigen Jahren klar, daß es sich bei den HIV I und HIV II genannten Viren um Verwandte von Affen-Viren, den «Simian immune deficiency virus», SIV I und SIV II, handelt, die beim Affen eine ähnliche Wirkung haben wie HIV beim Menschen. Insbesondere aus Untersuchungen der deutschen Virologin Beatrice Hahn, die in Birmingham, Alabama, forscht, geht hervor, daß die Affen-Viren mit den menschlichen Viren verwandt sind. Die HIV-I-Verwandten kommen bei Schimpansen aus Zentralafrika vor, die HIV-II-Verwandten gibt es bei Mohrenmangalben, einer anderen Affenart aus Westafrika. Es wird angenommen, daß es in Afrika auch früher vereinzelt, aber immer wieder zu Übertragungen von SIV auf den Menschen gekommen ist. Möglicherweise kamen diese Übertragungen nun in der zweiten Hälfte des 20. Jahrhunderts öfter vor als zuvor, etwa als Folge einer häufigeren Jagd nach «Buschfleisch». Vielleicht haben sich dann bestimmte Virus-Varianten durch mehrmalige Weitergabe an den Menschen adaptiert. Die dann erfolgte weltweite Verbreitung der AIDS-Viren hatte danach etwas mit unseren veränderten Lebensgewohnheiten, der intensiven Reisetätigkeit, der Promiskuität und dem Entstehen von Homosexuellen-Szenen in den 1970er Jahren vor allem in den USA zu tun. Auch wenn viele Details der Adaptation der Affen-Viren an den Menschen noch nicht abschließend beurteilt werden können, so steht doch fest: AIDS kam nicht aus Fort Detrick, AIDS kam aus Afrika und verbreitete sich von hier aus um die Welt.

Ein wichtiger Aspekt der AIDS-Problematik besteht nun in der Tatsache, daß die Seuche, nachdem sie größere Ausmaße angenommen hatte, von interessierten Kreisen, zunächst vor allem von konservativen Zirkeln und fundamentalistischen Freikirchen in den USA, bewußt genutzt wurde, um eine ganze Gruppe von Menschen, die Homosexuellen, zu stigmatisieren. Die Tatsache, daß AIDS zunächst vor allem in dieser Gruppe auftrat und durch ungeschützte Intimkontakte verbreitet wurde, führte dazu, mit der «Schwulenseuche» auch die Homosexuellen selbst gleich an den Pranger zu stellen. Dabei waren Mechanismen zu beobachten, die ganz nach den alten Mustern abliefen, wie sie vom Umgang mit anderen Geschlechtskrankheiten schon bekannt waren.

AIDS ist ja beileibe nicht die einzige Infektionskrankheit, die durch Intimkontakte übertragen wird. Neben Herpes-Viren, Chlamydien und Trichomonaden sind es vor allem zwei bakterielle Erreger, die zu Infektionen der «sexually transmitted diseases», kurz STD, führen, die Gonokokken und die Syphilis-Erreger. Die Gonokokken, *Neisseria gonorrhoeae* – sie sind übrigens verwandt mit den Meningokokken –, sind schon seit dem Altertum bekannt. Sie lösen vor allem akute, lokale Entzündungen in den Eierstöcken der Frau und im Harnleiter des Mannes aus und sind mittlerweile durch Antibiotika gut behandelbar. Allerdings sind in letzter Zeit auch penicillinresistente Gonokokken aufgetaucht, die schwerer zu therapieren sind. Bei der Syphilis oder Lues handelt es sich dagegen um eine chronische Erkrankung, die durch das Bakterium *Treponema pallidum* ausgelöst wird. Die Infektion läuft in mehreren Stadien ab, wenn sie nicht behandelt wird. Dabei kann es nach einer Latenzzeit auch zu krankhaften Veränderungen des Nervensystems kommen, die schwere psychiatrische Komplikationen, aber auch Lähmungen nach sich ziehen können. Viele bekannte Künstler von dem italienischen Komponisten Gaetano Donizetti (1797–1848) über den Dichter E. T. A. Hoffmann (1776–1822) bis hin zu dem Philosophen Friedrich Nietzsche (1844–1900) haben an der Lues gelitten und sind in geistiger Umnachtung gestorben. Auch Heinrich Heine wußte, wovon er schrieb, als er aus seiner Pariser «Matratzengruft» heraus reimte, die Krankheit beschere ihm «Speichelfluß und Gliederzucken, Knochendarre in dem Rucken». So nimmt es auch nicht wunder, daß diese Erkrankung immer wieder die Phantasien von Schriftstellern, Malern und Musikern angeregt hat. Hierbei wäre beispielsweise an den Roman «Dr. Faustus» von Thomas Mann zu denken, in dem das Schicksal Friedrich Nietzsches vor dem Hintergrund seiner Syphilis-Infektion verfremdet dargestellt wird.

Wahrscheinlich wurde die Lues 1493 aus Amerika von der Schiffsbesatzung des Christoph Kolumbus (1451–1506) nach Europa eingeschleppt, wo sie sich im Gefolge von Kriegen schnell ausbreitete. Wie später noch ausführlicher zu zeigen sein wird, wurde die Lues, ähnlich wie AIDS, auch immer wieder benutzt, um fremde Völker, Bevölkerungsschichten oder bestimmte Gruppen von Menschen zu stigmatisieren und herabzusetzen. Auch hier gibt es bemerkenswerte Parallelen zwischen den «alten» Seuchen und der «neuen Pest».

14. Malaria und andere Leiden: Parasiteninfektionen

Im Frühjahr des Jahres 1520 besuchte der deutsche Maler und Zeichner Albrecht Dürer (1471–1528) die Niederlande, seitdem klagte er über periodisch wiederkehrende Fieberattacken, Übelkeit, Abgeschlagenheit und Schmerzen der Milz – die typischen Symptome einer Malaria. Mitteleuropa war bis in das 20. Jahrhundert hinein durchaus nicht frei von der Malaria. Im Gegenteil: Italien galt seit jeher als Malaria-Gebiet, der Ausdruck «mala aria», «schlechte Luft», stammt sogar aus dem Italienischen. Und der große Nationaldichter Italiens, Dante Alighieri (1265–1321) beschreibt die Qualen der Erkrankung im «XXIX. Gesang der Hölle» seiner «Göttlichen Komödie». Neben den Niederlanden war die Malaria in England zu Hause, der Premier Oliver Cromwell (1599–1658) beispielsweise litt an dieser Infektion. Auch in Deutschland trat die Malaria früher sporadisch auf, so 1761 in Mannheim, wo sich wahrscheinlich auch Friedrich Schiller infizierte, und noch 1826 im Jeverland.

Heute jedoch gilt die Malaria zu Recht als die Tropenkrankheit *par excellence*. Während sie in den gemäßigten Breiten kaum noch vorkommt, infizieren sich in tropischen Ländern jährlich zwischen 300 und 500 Millionen Menschen neu mit dem Erreger *Plasmodium falciparum* und mit anderen verwandten Mikroben. Nahezu zwei Milliarden Menschen gelten als malariagefährdet, und 1,7 bis 2,5 Millionen Tote werden pro Jahr Opfer dieser Infektionskrankheit. Die Malaria wird durch einzellige Mikroben mit echtem Zellkern, Protozoen oder Parasiten, ausgelöst. Als Überträger fungiert ein natürlicher Vektor, in diesem Falle die schon erwähnte Anopheles-Mücke. Dieses Insekt hält sich vor allem an feuchten Standorten, Sümpfen oder kleinen Seen auf und verbreitet den Erreger durch Stiche während einer Blutmahlzeit. Aus diesem Grunde wird die

Malaria auch als «Sumpffieber» oder «Mückenfieber» bezeichnet. Andere wichtige Tropeninfektionen werden auch von eukaryontischen Parasiten ausgelöst, die im Gegensatz zu den Prokaryonten wie den Bakterien einen echten Zellkern tragen. Zu diesen tropischen Parasiten-Infektionen zählen die Schlafkrankheit, die durch Trypanosomen ausgelöst wird, und die «Orientbeule», dessen Verursacher Leishmanien sind. In beiden Fällen fungieren auch hier Insekten als Überträger, die Tse-Tse-Fliege im Falle der Trypanosomen, die Sandmücke im Falle der Leishmanien. In diesem Zusammenhang sollte noch erwähnt werden, daß ferner «echte» vielzellige Würmer als Erreger von Tropenkrankheiten fungieren, so Fadenwürmer, die Filarien, die die Flußblindheit auslösen und durch Mücken übertragen werden, oder Saugwürmer, Schistosomen, als Erreger der Bilharziose. Schistosomen wurden bereits als Auslöser von Krebserkrankungen erwähnt. Zusammen mit dem AIDS-Virus, den Durchfallerregern und dem Gelbfieber-Virus stellen die eukaryontischen Parasiten die bedeutendste Gruppe der tropischen Infektionserreger dar. In diesem Zusammenhang sollte darauf hingewiesen werden, daß der Begriff des «Parasiten» im deutschen Sprachgebrauch den Protozoen mit echtem Zellkern vorbehalten ist. Im angelsächsischen Sprachraum werden unter diesem Terminus alle unterschiedlichen Infektionserreger, also auch Bakterien, Viren und Pilze zusammengefaßt.

Aber zurück zur Malaria: Die Plasmodien, die die Erkrankung auslösen, durchlaufen nun einen komplizierten Lebenszyklus, in dessen Verlauf sie sich in ihren echten Wirten, den Mücken, vermehren. Nach Übertragung auf den Menschen können sie die Leber infizieren, weiterhin kommen sie im Blut vor, wo sie in die roten Blutkörperchen, die Erythrozyten, eindringen und sich dort vervielfältigen. Nach Zerstörung der roten Blutkörperchen werden die Parasiten wieder im Blut frei, dieser Prozeß ist von den starken Fieberschüben begleitet, die charakteristisch für die Malaria sind. Die Malaria-Parasiten können, wie andere Erreger auch, ihre Zelloberfläche immer wieder so verändern, daß sie für das Immunsystem nicht «sichtbar» sind. Allein für die nach außen gerichteten Oberflächeneiweiße von Plasmodien stehen über 50 Gene zur Verfügung, die abwechselnd aktiv sind. Diese Tatsache und die Eigenschaft der Erreger, sich in Leber- und Blutzellen immer wieder zu «verstecken», haben es bisher unmöglich gemacht, einen Impfstoff gegen die Malaria zu entwickeln. Die Aussichten mögen sich seit der Entschlüsselung des Plasmodien-Genoms etwas verbessert haben. Nunmehr können die Malaria-Forscher hoffen, unter den 5300 identifizierten Parasiten-Genen einige zu finden, deren Produkte einen Immunschutz bewirken könnten.

Nun stehen der Entwicklung eines Malaria-Impfstoffes auch wirtschaftliche Interessen entgegen. Die Malaria kommt vor allem in den ärmsten Ländern der Welt vor. Über einen Zeitraum von 10 bis 12 Jahren betragen die Kosten für die Entwicklung eines solchen Impfstoffes, der gegen Malaria oder gegen eine andere Infektionskrankheit gerichtet ist, etwa 200 Millionen Euro. Da im Sudan, in Zaire oder in Mozambique zwar Bedarf an einem Malaria-Impfstoff besteht, dieser aufgrund der Armut der entsprechenden Länder jedoch kaum refinanzierbar wäre, haben sich die großen, international tätigen Pharmafirmen weitestgehend aus der Entwicklung einer Malaria-Vakzine zurückgezogen. Statt dessen versuchen die Weltgesundheitsorganisation und privat tätige Stiftungen, auf diesem Gebiet wirksam zu werden. Die Problematik der fehlenden Refinanzierungsmöglichkeiten und damit der Ausstieg großer Firmen aus entsprechenden Entwicklungsarbeiten gilt übrigens nicht nur für einen Impfstoff gegen Malaria, es handelt sich hier um ein generelles Problem der Entwicklung und Verteilung von Medikamenten gegen Tropenkrankheiten. Auch der Kampf gegen Tuberkulose und AIDS wird wahrscheinlich, wenn überhaupt, auch nur mit Hilfe staatlicher Gelder und internationaler Programme gewonnen werden können.

Allerdings können Malaria-Parasiten durch Medikamente bekämpft werden. Schon seit Jahrhunderten steht mit dem Chinin, einem Präparat, das aus der Rinde des südamerikanischen Chinabaumes gewonnen wird, ein potentes Mittel zur Malaria-Bekämpfung zur Verfügung. Auch das synthetisch hergestellte Chloroquin (Resochin) wird erfolgreich gegen die Malaria-

Infektion angewendet. Allerdings haben sich auch bei den Malaria-Erregern, wie zuvor schon bei zahlreichen Bakterien, Viren oder Pilzen beschrieben, resistente Erreger gebildet. Aus diesen Gründen ist es dringend notwendig, neue, noch besser wirksame Präparate zu entwickeln. Wie auch bei den Pilzen ist dies bei den Parasiten besonders schwierig, da es sich ja um zellkernhaltige Organismen, Eukaryonten, handelt und die eingesetzten Anti-Malaria-Mittel nicht auch menschliche Zellen schädigen dürfen.

Interessanterweise besitzen Malaria-Parasiten nun aber in ihrem Genom ein kleines Nukleinsäure-Molekül, das als Plasmid von etwa 30 000 Bausteinen Größe vorliegt und das als «Apikoplast» bezeichnet wird. Untersuchungen des Plasmodien-Genoms haben ergeben, daß es sich bei den Apikoplasten, die wichtige Gene für den Stoffwechsel der Malaria-Parasiten enthalten, wahrscheinlich um ein ursprünglich aus Bakterien stammendes Nukleinsäure-Molekül handelt, das im Laufe der Evolution in das Parasitengenom integriert wurde. Wenn es nun gelänge, einzelne Apikoplasten-Gene oder ihre Produkte zu hemmen, dann könnte ein «antibakterielles» Medikament vielleicht einmal erfolgreich zur Bekämpfung der Malaria eingesetzt werden. Allerdings ist es noch nicht soweit, bisher müssen potentielle Malaria-Patienten und -Infizierte noch mit den traditionellen Präparaten vorliebnehmen.

Daß es aber generell möglich ist, eukaryontische Organismen mit Medikamenten zu bekämpfen, die eigentlich gegen Bakterien wirken sollten, hat in jüngster Zeit das Beispiel der Flußblindheit gezeigt, die von Fadenwürmern ausgelöst wird. Diese Infektionen sind nämlich mit dem Antibiotikum Tetrazyklin behandelbar, das eigentlich die Proteinbiosynthese von Bakterien hemmt. Der Grund für dieses merkwürdige Verhalten liegt in der Tatsache, daß die Fadenwürmer eine enge Verbindung, man spricht in diesem Zusammenhang von einer «Endosymbiose», mit Bakterien aus der Gruppe der Wolbachien eingegangen sind. Diese Bakterien, die in den Wurmzellen leben, sind für den Stoffwechsel der Filarien scheinbar so wichtig, daß nach ihrer Bekämpfung mit Tetrazyklin auch die Würmer nicht mehr überleben können.

Somit bleibt für eine wirksame Malaria-Bekämpfung als eine weitere Option noch der Angriff auf ihre Wirte, die Anopheles-Mücken. Auf die Problematik dieser Möglichkeit wurde bereits eingegangen, wobei noch einmal die Tatsache hervorgehoben werden soll, daß das wirksame und lange Zeit eingesetzte DDT wegen seiner Giftigkeit nicht mehr verwendet werden kann. Im übrigen hatten sich in den Malaria-Gebieten Nordafrikas auch schon DDT-resistente Mückenschwärme gebildet, so daß auch dem an sich vernünftigen Ansatz der Vektorbekämpfung Grenzen gesetzt sind. Sicherlich ist die Mückenbekämpfung beim Einsatz gegen die Malaria also weiterhin notwendig und sinnvoll, allerdings muß sie in einem integrierten Rahmen erfolgen, der den Einsatz von leicht abbaubaren Insektiziden genauso vorsieht wie ökologische Maßnahmen, etwa das Trockenlegen von Sümpfen oder den Austausch von Insekten, die als Malaria-Träger fungieren, gegen andere Arten, die die Erreger nicht übertragen können. Zusammen mit dem Genom des Malaria-Parasiten wurde Ende 2002 auch das 280 Millionen Basenpaare große Genom der Anopheles-Mücke entschlüsselt. Vielleicht tun sich nunmehr neue Möglichkeiten auf, Insektizide zu entwickeln, die gegen bestimmte, bisher unbekannte Genprodukte des Malaria-Wirtes gerichtet sind. In diesem Ansatz der Vektorbekämpfung liegen auf jeden Fall viele Möglichkeiten, die bisher nicht konsequent genug genutzt wurden.

Es wurde schon darauf hingewiesen, daß die Malaria vor allem in den tropischen Ländern Afrikas, Asiens und Südamerikas auftritt. Allerdings wurde auch hier die interessante Beobachtung gemacht, daß bestimmte Personen nach einer Infektion mit Plasmodien nicht oder nicht so schwer erkranken wie andere. Es zeigte sich nun, daß es auch bei der Malaria-Erkrankung Personen gibt, die einen Polymorphismus in bestimmten Genen aufweisen und die dadurch weniger empfänglich für eine Infektion sind. Ein ähnliches Phänomen wurde bereits im Falle des CCR5-Polymorphismus und des geringeren AIDS-Risikos diskutiert. So wird in Malaria-Gebieten relativ häufig eine Erbkrankheit nachgewiesen, die als Sichelzellen-Anämie bezeichnet wird und die sich durch ein verändertes Hämoglobin-Molekül auszeichnet. Hämoglobin ist ein Eiweiß, das in den roten Blutkörperchen für die Bindung von Sauerstoff zuständig ist. Personen, die nun ein leicht verändertes Hämoglobin aufweisen, binden zwar schlechter Sauerstoff, haben dafür aber die Chance, von der Malaria verschont zu werden, ein echter Vorteil in tropischen Gebieten. Neben den Genpolymorphismen, die die Empfänglichkeit gegenüber der Malaria und der HIV-Infektion senken, wurden übrigens in den letzten Jahren weitere sogenannte SNPs identifiziert, die beispielsweise eine geringere Empfänglichkeit gegenüber der Cholera, der Tuberkulose und gegenüber der Pseudomonas-Infektion bedingen. Sicherlich liegt in der Analyse der Wirtsempfänglichkeit gegenüber Infektionserregern und ihrer möglichen Beeinflussung in der Zukunft ein großes, wichtiges Gebiet der Infektionsforschung.

Aber noch einmal zurück zu der Malaria und ihren Opfern. Gefährdet, eine derartige Infektion zu bekommen, sind nicht nur die Bewohner der traditionellen Malaria-Gebiete, sondern auch Reisende, die sich in tropische Gebiete aufmachen. Es wurde vorher erwähnt, daß auch in Deutschland bis in das beginnende 20. Jahrhundert die Malaria beheimatet war und daß dies heute aber nicht mehr der Fall ist. Allerdings werden momentan in Deutschland jährlich wieder über 1000 Malaria-Kranke registriert, Tendenz steigend. Bei allen diesen Fällen handelt es sich um «importierte» Infektionen. «Importierte» Infektionen stellen nicht nur ein Problem in Deutschland dar, vielmehr ist weltweit ein stetiger Anstieg dieser eingeschleppten Infektionen zu beobachten – ja es hat sich sogar eine eigene Disziplin, die sogenannte «Reisemedizin», gebildet, die sich dem Zusammenhang zwischen der immer mehr zunehmenden Reisetätigkeit und der Ausbreitung von Krankheiten, insbesondere von Infektionen, widmet.

So sind im Jahre 2000 weltweit drei Milliarden Flugreisen registriert worden, davon mehr als 600 Millionen grenzüberschreitend. Allein aus Deutschland wurden im Jahre 1996 77 Millionen Auslandsreisen unternommen, davon vier Millionen in tropische Länder. Die Deutschen sind dabei die «Reiseweltmeister», etwa 50 Milliarden Euro werden pro Jahr in

Deutschland für Reisen ausgegeben. Dabei bleibt es naturgemäß nicht aus, daß neben Souvenirs und Erinnerungen an herrliche Strände und exotische Bauwerke auch Infektionen mit nach Hause gebracht werden. Neben der Malaria sind dies vor allem die Hepatitis A, es sind Darmerkrankungen und auch mehrere tausend Fälle von Dengue-Fieber pro Jahr. Natürlich kann man sich nicht völlig vor diesen «Reisemitbringseln» schützen, aber eine intensive Aufklärung über die Infektionsgefahren in den fernen Ländern, Impfschutz, soweit wie möglich, und die Einnahme vorbeugender Medikamente, auch gegen die Malaria, können die Wahrscheinlichkeit, als Patient in die Statistik der Reisemedizin einzugehen, zumindest senken. Reisen bildet ja bekanntlich, und diese Bildung sollte auch den vorbeugenden Gesundheitsschutz mit einbeziehen.

15. Infektionen aus dem Urwald: Hämorrhagische Viren

Die beiden Fälle von Patienten mit Lassa-Virus-Infektionen, die im Jahre 2000 die Gemüter in Deutschland erhitzten und die tragisch endeten, machten zweierlei deutlich: Sie führten einmal vor Augen, daß in vielen Winkeln der Erde, nicht zuletzt in den Regenwäldern und Savannen Afrikas, hochgefährliche Mikroben lauern, die zu schweren Infektionen führen können. Zum anderen: In Deutschland gibt es zwar erfahrene Ärzte, die derartige Infektionen nachweisen und behandeln können, es fehlt aber an der notwendigen Infrastruktur, um mit solchen hochpathogenen Erregern angemessen umgehen zu können.

Das Lassa-Fieber selbst ist in den Tropen relativ häufig, man geht von bis zu 300 000 Fällen pro Jahr aus, von denen rund 5000 tödlich enden. Es handelt sich wiederum um eine Zoonose, die Verbreitung findet über Nagetiere statt, die in Westafrika zu Hause sind. Das Virus kann sich nach einer Übertragung im menschlichen Körper ausbreiten, letztlich kommt es im schlimmsten Fall zu hohem Fieber und zu einem Versagen der inneren Organe. Während das Lassa-Fieber relativ häufig auftritt, gibt es zwei Viren, die nur sehr selten Infektionen beim Menschen auslösen, die dann aber mit großer Wucht zuschlagen: Das Marburg- und das Ebola-Virus. Beide Erreger sind miteinander verwandt, bei ihnen handelt es sich um die beiden «klassischen» hämorrhagischen Viren. Nach einer Übertragung auf den Menschen führen sie zu Gefäßblutungen, den Hämorrhagien. Weiter kommt es zu vermehrten, unkontrollierten Ausscheidungen von Botenstoffen, den Cytokinen, Organversagen und dann letztlich zum Tode. Impfstoffe gegen die beiden Viren sind momentan noch nicht verfügbar, und eine Behandlung der Infektionen ist praktisch nicht möglich.

Das Marburg-Virus wurde nach dem Ort Marburg benannt, an dem es 1967 erstmals isoliert wurde, als es von Affen, die zu Versuchszwecken eingeführt worden waren, auf Menschen übertragen wurde. Damals erkrankten 31 Personen schwer, sieben von ihnen verstarben. Das Ebola-Virus, benannt nach einem Seitenarm des Kongo-Flusses, wurde 1976 erstmals bekannt, als es zu zwei Ausbrüchen, in Zaire und im Sudan, kam. Damals wurden über 600 Menschen infiziert, im Sudan verstarben über die Hälfte von ihnen und in Zaire sogar fast 90%. Auch nach diesen beiden Geschehnissen kam es immer wieder zu Ausbrüchen, meist in Afrika. So wurde im Frühjahr 2003 über eine Ebola-Epidemie im Grenzgebiet zwischen Kongo-Brazzaville und Gabun berichtet, der etwa 100 Menschen zum Opfer fielen. Nur durch die relativ schlechte Übertragbarkeit von einem Menschen auf einen anderen konnte auch dieser Ausbruch wie bisher alle Ausbrüche, lokal begrenzt gehalten werden. Nach wie vor ist aber unklar, wo sich das Reservoir dieser gefährlichen Viren befindet. Affen werden ebenfalls befallen, sie gelten aber nicht als Träger der Viren. Momentan wird spekuliert, daß möglicherweise Fledermäuse als Wirte für die hämorrhagischen Viren in Frage kommen. Weiterhin ist klar, daß nicht alle Varianten der Ebola-Viren für den Menschen pathogen sind. So kam es im Jahre 1989 zu einem Ebola-

Ausbruch bei Affen in Reston, USA. Diese Reston-Virus-Variante war für den Menschen aber harmlos.

Es können noch weitere Viren aus tropischen Regionen Hämorrhagien auslösen. So gelten die Hanta-Viren als gefährlich, die auch in Europa vorkommen und die von Mäusen auf Menschen übertragen werden. Mit den Hanta-Viren verwandt sind die Rift-Valley-Viren, die jedoch in Europa nicht gefunden werden. Das ebenfalls in tropischen Regionen beheimatete Dengue-Virus wird von Moskitos übertragen und ist für das Dengue-Fieber verantwortlich, an welchem 100 000 Menschen pro Jahr erkranken und das vor allem bei Kleinkindern zu den gefürchteten Hämorrhagien führen kann.

Es ist verständlich, daß die hochpathogenen Viren aus dem Urwald die Phantasien von Journalisten, Schriftstellern und Filmemachern anheizen. So erschienen 1995 in den USA der Roman «Hot Zone» von Peter Preston und der Film «Outbreak» mit Dustin Hoffman in der Hauptrolle. Beide Male steht ein Ebola-Ausbruch im Mittelpunkt der reißerischen Handlungen. Mögen die in Büchern und Filmen aufbereiteten Szenarien auch übertrieben und unrealistisch sein, so reflektieren sie doch ein seriöses Thema, nämlich die Frage, wie eine hoch spezialisierte und komplex aufgebaute Gesellschaft wie die unsere in Westeuropa oder Nordamerika mit hochpathogenen, gefährlichen Infektionserregern umgehen sollte. Auch für die Gesellschaft in Deutschland ist es nicht angemessen, den Kopf in den Sand zu stecken und zu glauben, um Mitteleuropa würden die Erreger schon einen Bogen machen. Gerade dies war aber lange Zeit die maßgebende Haltung hierzulande. Dabei wurden in Deutschland sicherlich in den vergangenen beiden Jahrzehnten die Risiken, die einer Gesellschaft drohen, unterschiedlich akzentuiert. In den öffentlichen Diskussionen wurden physikalische Risiken, z. B. Strahlen, als sehr hoch eingestuft, chemische Stoffe wurden ebenfalls für gefährlich gehalten, biologische Risiken, hochpathogene Erreger beispielsweise, wurden hingegen sträflich vernachlässigt.

Momentan wird versucht, auch als Konsequenz der Lassa-Infektionen und der Diskussion um biologische Waffen, diese

Versäumnisse zumindest teilweise zu korrigieren. Dennoch, der Umgang mit hochpathogenen Viren, Bakterien, Pilzen oder Parasiten – nicht nur die hämorrhagischen Viren zählen zu diesen gefährlichen Mikroben – muß geregelt, streng reglementiert, aber möglich sein. Dazu sind Sicherheitslabors der höchsten Stufe, der Stufe 4, nötig, die durch ein Schleusensystem von der Umwelt abgeschirmt sind und die nur von Wissenschaftlern und Technikern in Anzügen, die den Raumanzügen der Astronauten ähneln, betreten werden dürfen. Auch die Schulung des Personals über die Arbeit mit hochpathogenen Organismen, das Ausarbeiten von Plänen für Umgang und Transport und vieles mehr sind nötig, um diese Herausforderung zu bestehen. Letztlich müssen auch die Forschungsaktivitäten in diesem Bereich verstärkt werden. Wir können uns in Deutschland in der Zukunft sicherlich nicht auf Amtshilfe aus dem CDC in Atlanta oder aus dem Hochsicherheitslabor von Lyon verlassen, wenn die gefährlichen Erreger zu uns kommen.

16. So viele Berichte, so viele Fragen: Prionen

«Gibt es Infektionen ohne Erreger?», «Ist Wahnsinn übertragbar?», «Macht Rindfleisch krank?» Diese oder ähnliche Fragen kann man vernehmen, wenn es um Erkrankungen des Nervensystems von Menschen und von vielen Tieren geht, die in einem Zusammenhang mit dem «Rinderwahnsinn» stehen. Im Mittelpunkt der wissenschaftlichen Erörterungen zu diesem Komplex steht aber die Frage, ob es tatsächlich Krankheiten des Gehirnes, Enzephalopathien, gibt, die auf eine Fehlfaltung – eine Entartung – eines «infektiösen» Eiweißes zurückzuführen sind. So ein Eiweiß wird auch als Prion («proteinaceous infectious particle») bezeichnet, und es ist in seiner Normalform im Körper, insbesondere im Gehirn, von Menschen und vielen Tieren vorhanden, ohne daß seine Funktion bisher bekannt wäre.

Ähnlich wie ein Stück Papier als glattes, weißes Blatt zum Schreiben benutzt werden kann, es aber in ganz anderer Form etwa gefaltet als Papierflieger zu gebrauchen ist, so kann auch das Prion-Protein in zwei Zustandsformen vorliegen: einmal in seiner «normalen» Form, dann wird es PrP^{C} genannt, und einmal in einer fehlgefalteten, «entarteten» Form, PrP^{Sc}. Liegt das Prion-Protein nun in seiner «entarteten» Form vor, so kann es Krankheiten im Gehirn, die schon erwähnten Enzephalopathien auslösen. Nach der von Stanley Prusiner formulierten «protein only hypothesis» wäre nun das fehlgefaltete Protein selbst und nur dieses für solche Gehirnkrankheiten verantwortlich, da es anderen, «normal» gefalteten Prionen seine entartete Struktur aufzwingen kann. Da die durch Prionen ausgelösten Erkrankungen im Gehirn der Erkrankten zu schwammigen Ablagerungen, «spongiformen» Veränderungen, führen, werden sie zu dem Sammelbegriff der «Transmissiblen Spongiformen Enzephalopathien», TSE, zusammengefaßt oder kurz «Prionen-Erkrankungen» genannt. Übrigens unterscheiden sich die normal gefalteten Prionen und die «entarteten» Moleküle auch in einer Reihe von chemischen Eigenschaften. So sind die PrP^{Sc}-Varianten unlöslich in Flüssigkeiten, und sie sind resistent gegen Hitze. Weiterhin können sie den Einsatz von Desinfektionsmitteln überstehen und trotzen auch den molekularen Scheren, den Proteinasen, die die meisten anderen Eiweiße, darunter das normale Prion-Protein, abbauen. Die Robustheit der fehlgefalteten Prionen wird beim Nachweis dieser PrP^{Sc}-Varianten ausgenutzt, in dem bei Tests nach Proteinase-K-Behandlung nur die krankhaften Eiweiße, aber nicht die Normalformen nachgewiesen werden.

Aber zurück zu den Prionen-Krankheiten. Die wichtigste menschliche TSE-Erkrankung ist die Creutzfeldt-Jakob-Erkrankung («Creutzfeldt-Jakob-Disease», CJD), die seit 1920 bekannt ist. Sie tritt bei älteren Menschen auf und ist charakterisiert durch Sehstörungen, Gangunsicherheit und Bewußtseinstrübung sowie eine Veränderung der Persönlichkeit. Die CJD führt nach nur kurzem Krankheitsverlauf zum Tode. Im Gehirn von CJD-Opfern findet man die typischen spongiformen «Löcher», Plaques. In der Regel entsteht die Creutzfeldt-Jakob-Erkrankung spontan durch Veränderungen des Genes, das für das Prion-Protein kodiert. Die Erkrankung ist relativ selten, es kommt zu ungefähr einem CJD-Fall pro Jahr auf eine Million Einwohner. Neben der spontanen Form der CJD kennt man auch schon seit langem erbliche Formen, bei denen veränderte Prion-Gene in der Keimbahn vorkommen und somit von einer Generation auf die nächste weitergegeben werden.

Was spricht nun für die Möglichkeit einer Übertragung von TSE? Einmal werden immer wieder CJD-Erkrankungen beschrieben, die nach Augenoperationen, etwa Hornhautverpflanzungen, oder nach neurochirurgischen Eingriffen auftreten. Auch die Gewinnung von Wachstumshormonen aus den Hirnanhangdrüsen von Leichen und ihre Nutzung als Medikamente hat zu Übertragungen von CJD geführt. Weiterhin ist seit den 1950er Jahren eine rätselhafte Erkrankung bekannt, die bei Angehörigen des Foré-Volkes in Papua-Neuguinea auftrat und die Kuru genannt wurde. Die Kuru-Erkrankung, der rund 3700 Menschen des 35 000 Personen starken Foré-Volkes zum Opfer fielen, zeigte eine ähnliche Symptomatik wie die Creutzfeldt-Jakob-Erkrankung, die aus Europa und Nordamerika bekannt war. Carleton Gajdusek ist es in den 1960er Jahren gelungen zu zeigen, daß die Kuru-Erkrankung im Zusammenhang mit einem ritualisierten Kannibalismus steht, der von dem Foré-Volk bis in die Mitte des 20. Jahrhunderts praktiziert wurde und in dessen Verlauf Gehirne von Verstorbenen von den nächsten weiblichen Angehörigen und ihren Kindern verzehrt wurden. Seit diese Riten nicht mehr praktiziert werden, ist auch die Kuru-Erkrankung, die zuvor fast ausschließlich gerade bei Frauen und Kindern auftrat, zurückgegangen, jetzt kommt sie überhaupt nicht mehr vor. Der Verlauf der Kuru-Erkrankung und die Tatsache, daß Gehirne, also gerade die Träger möglicher krankhafter Prion-Proteine, verzehrt wurden, stellen ein starkes Argument dar für die Hypothese, daß TSE übertragbar ist.

Und es gibt weitere Daten, die für die Prion-Hypothese bei dem Vorkommen von TSE sprechen, und die haben nun tatsächlich etwas mit dem Rinderwahnsinn, der «Bovinen Spongiformen Enzephalopathie» oder BSE, zu tun. Im Jahre 1995 erkrankte nämlich erstmals ein junger Mensch in Großbritannien an einer Creutzfeldt-Jakob-Erkrankung, die sonst ausschließlich bei älteren Personen vorkommt. Da neben dem Alter des Patienten, verglichen mit der herkömmlichen CJD, aber auch bestimmte klinische Symptome verändert waren, wurde diese Form als «variante», vCJD-Form bezeichnet. Mittlerweile sind in Großbritannien etwa 100 Fälle von vCJD aufgetreten, nur vier Fälle wurden aus anderen Ländern, drei aus Frankreich und einer aus Irland gemeldet. Nun ist aber Großbritannien das Land mit den weitaus meisten BSE-Fällen, deshalb wird wohl zu Recht darüber spekuliert, daß vCJD auf eine Infektion mit krankhaften Prionen von BSE-Rindern zurückzuführen sein könnte. Bisher gibt es zwar noch keine direkten experimentellen Beweise für diese Hypothese, aber einige Hinweise sprechen für eine Übertragung von BSE-Prionen auf den Menschen. Dies würde bedeuten, daß es sich bei der vCJD im strengen Sinne um eine Zoonose handeln würde, da ein «Erreger», in diesem Falle ein infektiöses Eiweiß, von einem Tier auf den Menschen übergegangen wäre.

Daß übertragbare Formen von Spongiformer Enzephalopathie generell bei Tieren vorkommen, ist schon lange bekannt. Auf das Jahr 1732 gehen Aufzeichnungen aus England zurück, die über das Auftreten einer als «Traberkrankheit» oder «Scrapie» bezeichneten Erkrankung bei Schafen berichten. Die erkrankten Tiere waren gekennzeichnet durch Angst, einen untypischen Gang und plötzliche Aggressivität – sie verstarben ausnahmslos. «Scrapie» ist also ein bekanntes Phänomen in der Veterinärmedizin, und alle Anzeichen deuten darauf hin, daß es sich dabei um eine Form von TSE handelt. Bislang wurden bei fast 20 Tierarten Prionen-Erkrankungen festgestellt, am bekanntesten wurde die durch das massenhafte Auftreten in Großbritannien in den Jahren 1992 und 1993 charakterisierte und auch als «Rinderwahn» bezeichnete TSE-Erkrankung BSE. Erstmals wurde BSE im Jahre 1985 beschrieben, vielleicht gab es aber sporadische und nicht erkannte Fälle auch vor dieser Zeit.

Das massenhafte Auftreten von BSE in Großbritannien – bis heute sind dort etwa 200 000 Fälle bekannt geworden, und möglicherweise gibt es eine noch weit größere Dunkelziffer – hängt jedoch mit der Verfütterung von Tiermehl an Rinder zusammen. Wahrscheinlich wurden für die Zubereitung von Tiermehl in den 1970er Jahren auch Materialien verwendet, die von Schafen mit Scrapie stammten. Da die veränderten Prion-Proteine ausgesprochen robust sind, sie widerstehen ja einer Hitze-Behandlung wie sie für die Tiermehlzubereitung verwendet wird, haben sich die PrP^{Sc}-Moleküle wahrscheinlich in Tiermehl angereichert und dann zum massenhaften Auftreten von BSE geführt. Nach dem Verbot der Verfütterung von Tiermehl in England im Jahre 1988, zunächst nur an Rinder, dann generell, ist es zu einem Rückgang der BSE-Fälle ab 1993 gekommen. Auch in anderen Ländern, darunter in Deutschland, sind mittlerweile BSE-Fälle aufgetreten, Deutschland hatte bis zum Frühjahr 2003 etwa 250 Fälle zu vermelden, mit leicht fallender Tendenz.

Nun ist ein direkter Zusammenhang zwischen dem Auftreten von BSE auf der einen Seite und dem Vorkommen der neuen Varianten der Creutzfeldt-Jakob-Erkrankung bisher nicht gefunden worden, viele Anzeichen sprechen jedoch dafür, daß es einen solchen gibt. Zum einen ist vCJD gerade in Großbritannien aufgetreten, wo auch die weitaus meisten BSE-Fälle zu verzeichnen waren. Da die bei vCDJ gefundenen Prionen-Varianten denen von BSE-erkrankten Rindern zum Teil entsprechen, ist es wahrscheinlich, daß über PrP^{Sc}-haltige Materialien die infektiösen Proteine in den menschlichen Nahrungskreislauf gelangt sind, wo sie dann die vCJD-Erkrankung auslösten. Aus Laboruntersuchungen ist heute auch bekannt, daß TSE über Artgrenzen hinweg übertragbar ist. So lassen sich TSE-Syptome bei Mäusen mittels PrP^{Sc}-Molekülen aus Hamstern induzieren.

Ist nun mit einem weiteren Anstieg der neuen Variante von Creutzfeldt-Jakob-Erkrankungen zu rechnen? Diese Frage läßt sich nicht mit Bestimmtheit beantworten, da unbekannt ist, wie lange die Inkubationszeit der Erkrankung ist. Ist sie länger als 10 Jahre, so steht uns das meiste wohl noch bevor, wenn man bedenkt, daß während des massenhaften Auftretens von BSE in den Jahren 1992 und 1993 auch die meisten Übertragungen von PrP^{Sc}-Proteinen vom Rind auf den Menschen vorgekommen sein sollten. Es könnte aber auch sein, daß mit den rund 100 Fällen an vCJD bereits der Scheitelpunkt der Krankheitswelle erreicht ist und daß wir, im wahrsten Sinne des Wortes «noch einmal davongekommen sind». Für diese Annahme sprechen mittlerweile viele Daten. Übrigens, auch das sollte erwähnt werden, ist die Wahrscheinlichkeit, durch Genuß von Rindfleisch an vCJD zu erkranken sehr, sehr gering. Allerdings gibt es bisher kein Testverfahren, mit dem man entartete, infektiöse Prionen im Blut oder in anderen Körperflüssigkeiten zuverlässig bestimmen könnte, dies ist bisher nur möglich in Gehirnmaterial, das von toten Tieren gewonnen wird oder das erst nach dem Tode von CJD-Patienten zur Verfügung steht.

Faßt man alle diese Daten zusammen, so bleibt die Frage, ob mit den «infektiösen Eiweißen» tatsächlich ein neuer Typ von Infektionserreger, neben die Viren, Bakterien, Parasiten und Pilze getreten ist. Die Tatsache, daß ein in seiner Struktur verändertes Einweiß anderen Proteinen seine Struktur aufzwingen kann und daß bei der Übertragung einer Krankheit kein «klassischer» Erreger vorhanden ist, ist auf jeden Fall ungewöhnlich. Deshalb hat die «protein only hypothesis» von Prusiner auch Widerspruch geweckt.

So hält immer noch eine kleine Zahl von Wissenschaftlern an der Meinung fest, es wären an dem TSE-Geschehen doch Viren beteiligt. Die Tatsache, daß bisher keine infektiösen, viralen Nukleinsäuren bei Prion-Erkrankungen gefunden wurden, wird dabei eher als technisches Problem gesehen und nicht als gesicherte Erkenntnis. Dabei wird auch die Frage gestellt, ob es sich bei den Prionen-Erkrankungen überhaupt um «Infektionen» im klassischen Sinne handeln würde. Sicherlich nicht, wenn man im Auge behält, daß zu einer Infektion auch immer ein vermehrungsfähiger Erreger gehört, sicherlich ja, wenn man die Übertragbarkeit der Erkrankung bejaht. Bei den Prionen-Erkrankungen sind also noch manche Fragen offen, und die Entwicklung auf diesem Gebiet dürfte auch in der Zukunft äußerst spannend bleiben.

17. Biowaffen – die dunkle Seite der Infektionsforschung

Am Morgen des 11. September 2001 rasten zwei Passagierflugzeuge in die beiden Zwillingstürme des World Trade Centers in New York. Fast 4000 Menschen kostete diese beispiellose Terrorattacke das Leben. – Am 24. September 2001 fühlte sich der 63jährige Bob Stevens, Fotograf bei der in Florida erscheinenden Zeitung «The Sun» unwohl, er klagte über Erkältungssymptome, Fieber, Husten. Einige Tage später war klar, daß er mit Anthrax-Bakterien infiziert worden war. Und bei der Erkrankung handelte es sich keineswegs um eine «normale» Infektion mit dem Anthrax- oder Milzbrand-Erreger, *Bacillus anthracis*, wie sie bei Menschen ganz selten vorkommt, nein, die Anthrax-Bazillen waren vorsätzlich und als biologische Kampfstoffe ausgebracht worden. Fein zermahlen und mit einer Trägersubstanz vermischt, wurden die Anthrax-Sporen in fünf Briefen verschickt, die in der zweiten Septemberhälfte 2001 an Zeitschriftenredaktionen, Fernsehsender sowie an die US-Senatoren Thomas Daschle und Patrick Leahy gerichtet waren. Insgesamt wurden 18 Personen mit den Anthrax-Sporen infiziert, fünf von ihnen verstarben, darunter Bob Stevens.

Der in der Folge des 11. September durchgeführte Anthrax-Anschlag machte plötzlich klar, daß es sich bei Bioterror und den biologischen Waffen nicht um irgendwelche Phantasieprodukte von Science-Fiction-Autoren handelt, die vielleicht in früheren Zeiten eine Rolle gespielt hatten. Nein, es gibt diese gefährlichen, modernen Kampfmittel tatsächlich, und sie werden für Terrorattacken genutzt, die Ängste auslösen und zu einer Lähmung des öffentlichen Lebens führen sollen. Definiert werden Biokampfstoffe als Stoffe, die aus lebenden Organismen oder aus Produkten dieser Organismen, etwa aus Toxinen, bestehen. Sie haben in der Geschichte gelegentlich eine Rolle in

Konflikten und kriegerischen Auseinandersetzungen gespielt, ohne daß es je zu einem Masseneinsatz über einen längeren Zeitraum gekommen wäre. Hingewiesen wurde bereits auf die Ereignisse in Kaffa in Jahre 1347, als mit Pest-Bakterien verseuchte Leichen über die Mauern der Stadt geworfen wurden, um die Verteidiger zu treffen. Auch im amerikanischen Unabhängigkeitskrieg Mitte des 18. Jahrhunderts wurden primitive biologische Kampfstoffe, etwa mit Pocken infizierte Kadaver, eingesetzt. Während des Ersten Weltkrieges gab es Einsätze von biologischen Kampfstoffen, wobei auch Anthrax-Bazillen Verwendung fanden. Im Zweiten Weltkrieg befanden sich solche Kampfstoffe in den Arsenalen der kriegsführenden Staaten, auf dem fernöstlichen Kriegsschauplatz wurden von Japan auch biologische Waffen eingesetzt, allerdings blieben diese Einsätze auf bestimmte Territorien beschränkt. Während des Kalten Krieges gehörten die biologischen Kampfstoffe auch zu den Drohpotentialen der jeweiligen Konfliktparteien, ohne daß es zu einem größeren Einsatz gekommen wäre. Bekannt geworden ist ein Vorfall aus dem Jahre 1979, als in der russischen Stadt Swedlowsk Anthrax-Bakterien aus einer Fabrik für biologische Kampfstoffe entwichen und 68 Menschen den Tod fanden. Wie die Vorfälle vom Herbst des Jahres 2001 zeigen, existieren auch heute Bestände von biologischen Kampfstoffen, wobei es schwierig ist, genauere Angaben darüber zu erhalten, da nur lückenhafte Informationen über derartige Programme existieren.

Ein Erreger, der immer wieder im Zusammenhang mit biologischen Kampfstoffen genannt wird und der im Herbst 2001 dann auch eingesetzt wurde, ist das Anthrax-Bakterium *Bacillus anthracis*. Anthrax-Bakterien sind in der Natur weit verbreitet, sie lösen Milzbrand-Infektionen bei Tieren aus, beim Menschen werden nur sporadisch Anthrax-bedingte Erkrankungen beobachtet. Diese Milzbrand-Bakterien eignen sich nun zur Produktion von Kampfstoffen, da sie leicht anzuzüchten sind und da sie Sporen bilden können. Auf diese Dauerformen wurde bereits hingewiesen, sie erlauben es Bakterien, über einen langen Zeitraum in der Natur zu überleben, nach Kontakt mit

Menschen oder Tieren werden sie dann «reaktiviert». Genau dies ist nun der «Vorteil» der Anthrax-Erreger bei der Produktion von biologischen Kampfstoffen: leichte Züchtbarkeit und gute Lagerungsmöglichkeit. Außerdem lassen sich die Anthrax-Bakterien als Aerosole verbreiten, nach dem Einatmen der kleinen Partikel, an die die Sporen gebunden werden, können diese dann den menschlichen Körper besiedeln und eine schwere Allgemeininfektion auslösen. Im Genom der Anthrax-Bakterien befinden sich nun zwei Plasmide, die für die Produktion einer Kapsel und dreier Toxine verantwortlich sind, diese bakteriellen Produkte sind auch entscheidend für die Infektionsauslösung. Anthrax läßt sich normalerweise dann gut mit Antibiotika behandeln, wenn die Medikamente rechtzeitig eingesetzt werden. Es existieren auch verschiedene Impfstoffe, wobei diese jedoch vor allem in der Veterinärmedizin eingesetzt werden. Glücklicherweise sind Anthrax-Bakterien nicht sonderlich infektiös für den Menschen, so daß eine größere Menge an Keimen in den Körper gelangen muß, damit es zu einer Infektion kommt.

Neben Anthrax-Bazillen werden noch weitere Bakterien als mögliche biologische Kampfstoffe genannt. Dies sind vor allem die Pest-Bakterien, *Yersinia pestis*. Diese Erreger könnten ebenfalls als Aerosole ausgebracht werden. Pest-Bakterien sind, wie bereits beschrieben, für den Menschen hoch pathogen. Außerdem sind schon antibiotikaresistente Varianten beschrieben worden, die sich besonders als gefährliche Kampfstoffe eignen würden. Allerdings erfordert der Umgang mit dem Pest-Erreger große Sachkenntnis, und es ist nicht einfach, ihn in größeren Mengen unter komplett sterilen Bedingungen zu züchten. Da schon einige wenige Pest-Bakterien ausreichen, um beim Menschen eine Infektion auszulösen, ist der Umgang mit diesen Erregern für die möglichen Anwender der Kampfstoffe auch sehr gefährlich. Darüber hinaus werden weitere hochpathogene bakterielle Keime, insbesondere solche, die zu Infektionen im Respirationstrakt führen können, etwa Fleckfieber-Bakterien, Brucellen oder der Erreger der sogenannten Hasenpest, *Francisella tularensis*, als Basis für mögliche Biowaffen genannt. Diese Bakterien wären ebenfalls als Aerosole auszubringen. Ein weiteres Szenario betrifft das Ausbringen von bakteriellen Keimen mittels kontaminiertem Wasser oder infizierter Nahrungsmittel. Hierzu wären darmpathogene Keime wie Salmonellen, Cholera-Bakterien oder Ruhr-Bakterien prinzipiell geeignet.

Neben den bakteriellen Erregern werden auch Viren immer wieder im Zusammenhang mit Biowaffen genannt. Hier ist es vor allem der Pocken-Erreger, *Variola major*, der in Frage kommen würde. Wie bereits ausgeführt, existieren sehr gut wirksame Impfstoffe gegen die Pocken, offiziell wurde die Erde ja im Jahre 1979 von der Weltgesundheitsorganisation als frei von Pocken erklärt. Allerdings befinden sich noch Bestände an Pocken-Viren am CDC in Atlanta und in einem russischen Institut. Es wird aber angenommen, daß es auch in anderen Staaten noch Kulturen von Pocken-Viren gibt. Die Tatsache, daß den Pocken momentan tatsächlich ein mögliches Risiko-Potential zugesprochen wird, wird dadurch illustriert, daß mehrere Staaten, darunter auch die USA und die Bundesrepublik, sich nach dem 11. September größere Impfstoffvorräte beschafft haben, um gegen einen möglichen Angriff mit Biowaffen auf der Basis von Pocken-Viren gewappnet zu sein.

In diesem Zusammenhang muß auch die Frage diskutiert werden, ob es unter dem Gesichtspunkt der Bedrohung mit Biowaffen überhaupt sinnvoll ist, nach dem Zurückdrängen oder völligen Ausrotten einer Infektionskrankheit die Impfungen ganz einzustellen. Möglicherweise stehen wir bei der Kinderlähmung ja bald vor einer ähnlichen Entscheidung, da die WHO anstrebt, auch diese Infektionskrankheit völlig auszulöschen und dann auch keine Impfungen mehr durchzuführen. Aufhorchen lassen hat dabei ein Experiment, das im Sommer des Jahres 2002 publiziert wurde. Dabei war es dem deutschen, in den USA tätigen Virologen Eckard Wimmer gelungen, das Polio-Virus, dessen Genom nur aus knapp 8000 Bausteinen besteht, synthetisch, d. h. im Labor, herzustellen. Man stelle sich vor, Terroristen oder kriegerische Staaten hätten die Möglichkeit, einen schon ausgerottet geglaubten Erreger quasi neu zu erschaffen und dann als Biowaffe einzusetzen, die Bedrohung wäre unermeßlich. In diesem Zusammenhang ist auch von

Interesse, daß die «synthetische Biologie» nicht bei den Viren haltzumachen scheint. Der Pionier der Genomforschung, Craig Venter, jedenfalls hat Ende 2002 angekündigt, möglichst bald ein Mycoplasma-Bakterium synthetisch herstellen zu wollen. Obwohl hier noch viele konzeptionelle, methodische und ethische Fragen ungeklärt sind, bleibt doch ein Unbehagen bei dem Gedanken, daß möglicherweise bald «Leben» im Labor erzeugt werden könnte.

Generell ist es wichtig, bei der Diskussion um biologische Kampfstoffe zwischen „Bioterror" und „Biokrieg" zu unterscheiden. Die Anschläge mit Anthrax-Bazillen vom Herbst 2001 sind eindeutig dem Bioterror zuzurechnen, und sicherlich haben die, zu Beginn des Jahres 2003 in London und Paris entdeckten Proben des Giftes Ricin auch einen terroristischen Hintergrund. Bioterror hat viel mit Psychologie zu tun, und das Ziel von Terroristen ist es immer, Ängste zu schüren, das öffentliche Leben zu lähmen und die Gesellschaft zu verunsichern. Im Gegensatz dazu besteht beim Biokrieg die Absicht, militärische Aktionen unter Zuhilfenahme biologischer Kampfstoffe zu planen und auszuführen.

Bleibt die Frage, ob es sich, vom militärischen Standpunkt aus, nun bei den biologischen Waffen um effiziente Kampfstoffe handelt oder ob diese Biowaffen doch eher als ungeeignet für einen größeren Einsatz angesehen werden müssen. Sicherlich sind Biowaffen insgesamt militärisch nicht sonderlich effizient, da sie auch für diejenigen, die sie ausbringen, gefährlich werden können. Bíowaffen, die nur aus den einfachen, natürlich vorkommenden Erregern bestehen, die zuvor genannt wurden, lassen sich nicht in jedem Fall sicher ausbringen und handhaben. Allerdings hat der wissenschaftliche Fortschritt in den letzten Jahren auch in diesem Bereich neue Möglichkeiten eröffnet, die in der Zukunft vielleicht diesen «Nachteil» ausgleichen könnten. Wenn es beispielsweise gelänge, komplementär zur Entwicklung einer neuen Biowaffe auch gleichzeitig Medikamente oder Impfstoffe zu entwickeln, die dann nur den mit dem Einsatz betrauten Kräften zur Verfügung ständen, dann sähe die Sache gleich ganz anders aus. Theoretisch eröffnet die Gentechnik hier Möglichkeiten solch verbrecherischen Tuns. Genauso verhält es sich mit der Problematik der Antibiotika-Resistenzen. Generell ist es möglich, Kampfstoffe resistent zu machen, so daß nur bestimmte Antibiotika wirksam wären, die dann auch nur dem moglichen «Anwender» zur Verfügung stünden. Auch der Nachweis von Kampfstoffen könnte erschwert werden durch das Einfügen von Genen, die zu neuen Eigenschaften führen könnten. Man sieht, die Wissenschaft bietet leider immer wieder Möglichkeiten des Mißbrauchs, dies gilt auch und gerade für die Problematik der biologischen Kampfstoffe.

Deshalb hilft gegen die Entwicklung und Anwendung neuer Biowaffen nur, eine möglichst breite Öffentlichkeit herzustellen, vermittelt durch eine konsequente internationale Kontrolle. Insofern ist die Verabschiedung der Biowaffenkonvention der U.N., die immer noch nicht erfolgt ist, heute dringender denn je. Weiterhin sind verstärkte Forschungsanstrengungen zur Entwicklung von effizienten Impfstoffen und Medikamenten notwendig, die gegen Organismen, welche als Biowaffen in Frage kommen, gerichtet werden können. Dazu gehört auch die Erarbeitung von Konzepten, wie auf einen möglichen Angriff zu reagieren wäre. Dies fängt an mit dem Bereithalten notwendiger Nachweismittel und Medikamente, geht über die Erstellung von Katastrophenplänen bis hin zu einer sachgerechten Information der Bevölkerung. Leider zählen solche Überlegungen zur dunklen Seite des Kampfes gegen Infektionen. Aber Biowaffen weiterhin zu tabuisieren, nützt niemandem, am wenigsten der möglicherweise betroffenen Bevölkerung.

18. Seuchen, Sprache, Politik – Infektionen als Metapher

Infektionen und ihre Erreger spielten in der Geschichte immer wieder eine herausragende Rolle, zahlreiche Beispiele aus den vorangegangenen Kapiteln belegen dies. Sogar als Waffen, als biologische Kampfstoffe, wurden und werden Mikroben eingesetzt. Wie steht es aber mit der verbalen Auseinandersetzung, mit dem «Krieg der Worte», wird auch der nicht gelegentlich mit Argumenten und Begriffen aus der Infektionskunde geführt? Auffällig ist zunächst, daß die bei Infektionskrankheiten relevanten Vorgänge oft mit Hilfe bellizistischer Ausdrücke beschrieben werden. Da geht es um den «Kampf der Mikroben mit den Zellen», den schon Rudolf Virchow verfolgte, «Killerzellen» treten auf den Plan und die «Abwehrkräfte» werden bemüht, ja «Todesrezeptoren» kommen ins Spiel, und dann wird der «unsichtbare Gegner vernichtet». Die Zeitschrift «Business Week» überschrieb kürzlich einen Bericht über Infektionen mit: «War against microbes». In der Tat, die Sprache der Infektionskunde ist die Sprache des Konfliktes, ja des Krieges.

Dabei ist ein Punkt besonders bemerkenswert. Die Leitartiklerin der «New York Times» und Essayistin Susan Sontag hat bereits vor 20 Jahren darauf aufmerksam gemacht, daß Krankheiten oft als sprachliche Metapher verwendet werden. Metapher bedeutet hierbei «Übertragung eines Wortes», indem mit Hilfe bestimmter Ausdrücke gesellschaftliche Zusammenhänge deutlich gemacht werden sollen. In ihrem Aufsatz aus dem Jahre 1989, «AIDS als Metapher», schreibt Susan Sontag, daß Infektionen sich sehr gut eignen, um bestimmte Botschaften zu transportieren. In der Tat sind, wie wir wissen, seit dem frühen Mittelalter literarische Zeugnisse, aber auch künstlerische Darstellungen bekannt, bei denen Infektionskrankheiten eine Rolle im übertragenen Sinne zukommt. Ein aktuelles Beispiel stellt die Novelle «Leibhaftig» von Christa Wolf dar, die das Leiden einer jungen Frau am Sozialismus in der DDR illustriert. Das Ganze ist aufgehängt an einer Geschichte, die das subjektive Erleben einer krankenhausassoziierten Infektion zum Inhalt hat. Die Geschichte geht gut aus. Bei Christa Wolf heißt es am Schluß: «Die Bakterien sind zur Raison gebracht worden.» Gleichzeitig geht es der Autorin aber augenscheinlich auch darum zu zeigen, daß die überlebte Form des Sozialismus, wie er in der DDR praktiziert wurde, «zur Raison» gebracht wurde. Eine Infektion dient als Metapher, als Spiegel gesellschaftlicher Vorgänge.

Die Problematik der Metapher-Bildung kann jedoch auch eine andere Bedeutung gewinnen, und dies wird von Susan Sontag wie folgt dargestellt: «Aber der Krieg gegen eine Krankheit ist nicht bloß der Aufruf zu noch mehr Engagement der Bevölkerung und der Forderung nach noch mehr Mitteln für die Forschung. Diese Metapher sorgt auch dafür, daß eine besonders gefürchtete Krankheit als etwas ebenso ‹Fremdes› und ‹Anderes› gesehen wird, wie der Feind in einem modernen Krieg; dann aber ist der Schritt von Dämonisierung der Krankheit zur Schuldzuweisung an den Patienten zwangsläufig, gleichgültig, ob der Patient als Opfer gedacht wird oder nicht ... Kriegsmetaphern bewirken die Stigmatisierung bestimmter Krankheiten, damit aber die Stigmatisierung der an ihnen Erkrankten.» Diese Feststellungen können nun einzelne Kranke betreffen, aber auch Gruppen von Menschen, ja ganze Völker. Infektionen wurden und werden oft als Ursachen für Kriege und Katastrophen, aber auch als eine Möglichkeit zur Herabsetzung eines vermeintlichen Gegners verwendet.

Dies spiegelt sich auch wider bei der Namensgebung der Geschlechtskrankheit Syphilis, die im späten 15. Jahrhundert Europa heimsuchte und die in Frankreich als «Neapolitanische Krankheit», «Mal de Naples», bezeichnet wurde, in Neapel aber «Französische Krankheit» hieß. In England wurde die Lues «Morbus Gallicus», aber auch «Spanish Disease» genannt, in Portugal «el mal de los castellanos», in Polen «Deutsche Krankheit» und in Rußland «Polnische Seuche». Die Fleckfieber-Bazillen wurden in Deutschland als «Franzosen» oder «Polacken» bezeichnet, und der russische Zar ordnete 1830 an, alle Russen hätten im Gefolge der Juli-Revolution in Frankreich das «politisch verseuchte Land zu verlassen». Es zeigt sich, daß reale Kriegshandlungen und Propaganda Hand in Hand gingen und daß die Infektionskrankheiten eine treffliche Möglichkeit boten, äußere Konflikte anzuheizen. Dies war auch im Kalten Krieg zu beobachten, wo in der DDR Kartoffelkäfer als von den Amerikanern geschickt bezeichnet wurden. Anfang der 1980er Jahre führte der KGB der ehemaligen Sowjetunion, wie bereits erwähnt, eine Propagandakampagne durch, mittels der behauptet wurde, das AIDS-Virus wäre in den US-amerikanischen Labors von Fort Detrick entwickelt worden, was sich als völlig falsch erwies.

Infektionskrankheiten wurden und werden jedoch nicht nur instrumentalisiert, um äußere Konflikte zu beeinflussen. Auch im Hinblick auf Spannungen innerhalb von Gesellschaften spielen Infektionen eine große Rolle. Auch hier wurden sie häufig als Metapher für die Diskriminierung von Minderheiten, für die Herabsetzung von bestimmten Gruppen oder für das Anheizen von gesellschaftlichen Konflikten verwendet. Insbesondere die durch Geschlechtsverkehr übertragenen Erkrankungen eignen sich hervorragend, um rigide Moralvorstellungen zu transportieren und um bestimmte Bevölkerungsgruppen herabzusetzen. Dies war bei der Syphilis über Jahrhunderte der Fall. Es gibt Beispiele dafür, daß AIDS, zumindest in den 1980er und zu Beginn der 1990er Jahre, eine ähnliche Funktion hatte. In der Tat wurde von bestimmten Politikern und Publizisten ausgeführt, «AIDS ist das Urteil Gottes über eine Gesellschaft, die nicht nach seinen Geboten lebt». Vor allem waren hier die Homosexuellen gemeint. Auch Le Pen benutzte den AIDS-Terminus, im Französischen «la sida», gerne, um Gegner als «sidatique», AIDS-behaftet, zu denunzieren. Von ihm stammt der Satz, «daß heute Terroristen mit einer Waffe zu uns kommen, die furchtbarer ist als der Marxismus: mit AIDS». In diesem Zusammenhang ist auch daran zu erinnern, daß AIDS in anderer Art und Weise in Südafrika politisch benutzt wird. Vom Präsidenten der Südafrikanischen Union, Mbeki, und seinen Beratern stammt die Vorstellung, daß AIDS nicht oder nicht allein durch das AIDS-Virus verbreitet wurde, sondern daß es eine von den Weißen «gesandte Erkrankung» sei, die vor allem gesellschaftliche Ursachen hätte. Natürlich trifft es zu, daß das Auftreten von Infektionskrankheiten von gesellschaftlichen Entwicklungen nicht zu trennen ist. Allerdings sind alle Beweise erbracht worden, daß das HI-Virus die Ursache von AIDS ist und daß die Bekämpfung des Virus gleichzeitig zu einer Bekämpfung der Erkrankung führt.

Darüber hinaus läßt sich an Europa zeigen, wie eine bestimmte Bevölkerungsgruppe seit dem Mittelalter denunziert und systematisch verfolgt wurde, und zwar immer wieder mit Argumenten aus der Infektionslehre: Die Juden. Es wurde bereits darauf hingewiesen, daß die Pest-Epidemie des 14. Jahrhunderts Juden in die Schuhe geschoben wurde. In diesem Zusammenhang tauchen auch erstmals die Begriffe von «Schädlingen» oder «Parasiten» im Hinblick auf die jüdische Bevölkerungsgruppe auf. Dieser Terminus des «Parasiten» hat in der Tat eine erstaunliche Wandlung genommen. Ulrich Enzensberger hat dies in seinem kürzlich erschienenen Buch illustriert. Im 19. Jahrhundert stand zunächst die naturwissenschaftliche Bedeutung der Parasiten im Vordergrund, etwa in dem Sinne, «daß er alle diejenigen Geschöpfe (umfasse), die bei einem lebendigen Organismus Nahrung und Wohnung finden». Dann wurde dieser Terminus jedoch schnell auf bestimmte gesellschaftliche Gruppen übertragen. Von dem evangelischen Hofprediger Adolf Stoecker (1835–1909) aus Berlin stammt der denunziatorische Begriff des «jüdischen Parasiten». Gleichzeitig schreibt der Göttinger Historiker und Theologe Paul de Lagarde (1827–1891), «mit Trichinen und Bazillen wird nicht verhandelt, Trichine und Bazillen werden auch nicht erzogen, sie werden so rasch und so gründlich wie möglich vernichtet». Auch er meinte damit die Juden und von dieser geistigen Strömung des ausgehenden 19. Jahrhunderts ist es nur ein kurzer Weg zu den Menschenversuchen in den Konzentrationslagern und zur Ermordung der Juden während des Dritten Reiches.

Schon Eugen Kogon hat im Jahre 1946 in ersten Berichten über seine Erlebnisse im KZ Buchenwald auf Menschenversuche mit Infektionserregern hingewiesen, die an Gefangenen, vor allem an Juden, durchgeführt wurden. Dabei wurden Studien zum Verlauf von Infektionen durchgeführt und «Impfstoffe» erprobt. Fleckfieber-Experimente standen dabei im Vordergrund. In dem Protokoll einer Besprechung des Reichsgesundheitsrates, das der Publizist Ernst Klett aufgezeichnet hat, heißt es dabei: «Der Verfasser bezeichnet das im polnischen Staatsgebiet beobachtete Fleckfieber mit Recht als eine rein jüdische Krankheit (...). Dem Schluß (...), wonach die Fleckfieberfrage mit der restlosen Entfernung der jüdischen Bevölkerung aus Polen am einfachsten und schnellsten gelöst wäre, kann Referent aus eigener Anschauung nur zustimmen.» Der Zusammenhang zwischen Seuchen, Sprache und der Vernichtungspolitik des Nationalsozialismus wird hier ganz offenkundig.

19. Schöne neue Welt – ohne Infektionen?

In George Orwells (1903–1950) «Brave New World» kommen Infektionen nicht vor. Warum auch, schließlich kann man sich die schöne neue Welt doch nicht von ein paar Mikroben verderben lassen. Die klassenlose Gesellschaft Wladimir Iljitsch Lenins (1870–1924) und die Volksgemeinschaft der Nazi-Herrenmenschen kennen schon gar keine Infektionen. Mit den «gesellschaftlichen Parasiten» sollten auch gleich die echten Bazillen, Trichinen und Pilze mit auf den «Müllhaufen der Geschichte» geworfen werden. Doch eine infektionslose Welt gibt es nicht, während die daran angelehnten Gesellschaftsphantasien, die das 20. Jahrhundert beherrschten, glücklicherweise überwunden sind. Dennoch bleibt die Frage: Was bringt die infektionsbiologische Zukunft?

Hier lohnt es sich, eine evolutionsbiologische Betrachtung des Phänomens «Infektionen» anzustellen. Wie bereits ausgeführt, sind wir von einer ungeheuer großen Anzahl von Bakterien und anderen Mikroorganismen umgeben. Der Mensch besteht aus 10 Billionen Zellen, ist jedoch von 100 Billionen Mikroorganismen besiedelt. Schätzungen besagen, daß etwa zwei bis drei Millionen Arten von Mikroben auf unserem Erdball zu Hause sind, davon sind aber nur etwa 200 bis 300 als Krankheitserreger bekannt. Mit anderen Worten, eine übergroße Mehrheit der Mikroorganismen hat ein gutes Auskommen mit ihren Wirten gefunden, man spricht auch von einer «Tischgemeinschaft», vom Kommensalismus, und davon, daß es über hunderte Millionen von Jahren ein biologisches Gleichgewicht zwischen unterschiedlichen biologischen Arten auf diesem Erdball gegeben hat und gibt. Darüber hinaus ist seit dem 19. Jahrhundert bekannt, daß Organismen auch ganz enge Beziehungen miteinander eingehen können, die als Symbiosen bezeichnet werden. Zahlreiche solcher Symbiosen sind beschrieben, bei denen Mikroorganismen und Wirte voneinander profitieren. Dies gilt für Pflanzen und stickstoffixierende Bakterien genauso wie für die Mikroben im Rinderdarm, die für die Verdauung sorgen, wie für die Darmbakterien des Menschen, die wichtige Stoffwechselprodukte produzieren.

Nach Ansicht zahlreicher Mikrobiologen stellt die Infektion eine pathogenetische Form, eine «Entartung», der Symbiose dar, indem sich hier Mikroorganismen vor allem auf Kosten des Wirtes vermehren und diesen möglicherweise sogar umbringen. Im Hinblick auf die Evolution ist dies jedoch für beide Partner von Schaden, für den attackierten Wirt ohnehin, aber auch für den attackierenden Mikroorganismus, da er sich so der Grundlage seiner Existenz beraubt. Viele Infektionen entwickeln sich daher im Laufe ihrer Entwicklung von stark infektiösen Formen zu eher kommensalen und symbiontischen Wechselwirkungen. Ist diese Form der mikrobiellen «Abrüstung» nun aber auch als ein Modell im Hinblick auf praktische Fragen der «Infektionsbiologie» anzusehen?

Möglicherweise ja. Momentan werden große Anstrengungen unternommen, um neue Impfstoffe und neue Antibiotika zu entwickeln. Ein Teil dieser neuen Medikamente verfolgt nun das Ziel, eine «Abrüstung» der Mikroorganismen herbeizuführen. Es sollte möglich sein, die «Waffen der Mikroorganismen», die Virulenz- oder Pathogenitätsfaktoren, in ihrer Wirkung zu hemmen, ohne gleich die gesamten Mikroben, Pathogene und Nicht-Pathogene, mit Hilfe von Breitband-Antibiotika abzutöten. Die neue Therapieform der Erregermodulation wird schon jetzt flankiert von der «Resistenzmodulation». Diese Form der Beeinflussung von Pathogenen geht davon aus, daß auch Resistenzfaktoren in ihrer Wirkung aufgehoben werden können, damit Antibiotika, gegen die sich Resistenzen aufgebaut haben, wieder zum Zug kommen können.

Es ist auch möglich, den Wirtsorganismus zu beeinflussen. Dies geschieht schon in verschiedenster Art und Weise, indem das Immunsystem gestärkt wird oder indem harmlose, aber möglicherweise wirksame Mikroorganismen als Probiotika dem Wirt verabreicht werden. Wir hatten weiterhin gesehen, daß viele Infektionserreger vom Tier auf den Menschen übertragen werden, und viele Mikroben werden überhaupt erst wirksam, wenn Vektoren, meistens Insekten, als Überträger der gefährlichen Fracht fungieren. Dies ist bei der Malaria und der Pest, der Borreliose und der Frühsommer-Meningo-Enzephalitis der Fall. Ein erfolgreicher Kampf gegen die Insekten wäre sicherlich in manchen Fällen wirksamer und «sanfter» als der ständige Einsatz großer Mengen von Antibiotika und anderen Chemotherapeutika.

Momentan leben wir in dem Zeitalter der Genomforschung. Ständig werden die genetischen Baupläne verschiedenster Organismen veröffentlicht. Es sind auch viele Krankheitserreger darunter, und die vielen neuen Gensequenzen geben einerseits Aufschluß über die Verwandtschaft und die Abstammung der Mikroben voneinander. Amerikanische Wissenschaftler haben auch gleich einen Terminus für diese neue Forschungsrichtung erfunden: «Evolutionary Genomics». Mittels der evolutionären Genomforschung ist es nun auch möglich, neue Zielstrukturen für Medikamente im Genom von Mikroben zu entdecken. Auch der Vergleich dieser unterschiedlichen Targets von verschiedenen Mikroben, pathogenen und nichtpathogenen, gibt Hinweise darauf, ob die Achillesfersen der Mikroben weit verbreitet sind oder ob sie sich nur auf ein paar pathogene Varianten erstrecken, was sie als Zielstrukturen für neue Antibiotika nicht sonderlich gut geeignet erscheinen ließe.

Es reicht allerdings nicht, die verschiedenen Genomsequenzen nur miteinander zu vergleichen, auch wenn das attraktiv und wichtig ist. Um die Aktivität möglichst vieler Gene zu untersuchen, ist es nötig, die Menge an mRNS zu messen, die unter bestimmten Bedingungen produziert wird. Dies geschieht mittels eines Verfahrens, bei dem sogenannte DNS-Arrays verwendet werden. Dies sind entweder kleine Glasblättchen oder

Nitrozellulosefilter, auf denen sich mehrere tausend DNS-Moleküle befinden können. Diese DNS-Moleküle können sogar ein gesamtes Genom repräsentieren. Durch Analyse der entsprechenden mRNS-Proben, der Transkripte, kann dann die Aktivität einzelner Gene studiert werden. Diese Methode heißt auch Transkriptom-Analyse. Weiterhin ist es möglich, auch die produzierten Eiweiße nachzuweisen, dies wird als Proteom-Untersuchung bezeichnet. Darüber hinaus ist es nötig, die Funktionen bestimmter Gene in entsprechenden Tests, beispielsweise in Infektionsmodellen, zu untersuchen. Erst das Zusammenspiel der verschiedenen Methoden ermöglicht es, eine Aussage über einzelne Gene, ihre Produkte und ihre Eignung als mögliches neues Ziel (Target) abzugeben.

Nun hat sich die Genomforschung in den letzten Jahren nicht nur der Mikroben angenommen. Im Februar des Jahres 2001 wurde auch der Bauplan des menschlichen Genoms von zwei Arbeitsgruppen gleichzeitig vorgelegt. Und Ende des Jahres 2002 wurden die Gesamtgenomsequenzen der Anopheles-Mücke, des Wirtes des Malaria-Erregers, und der Maus, als einem Modellwirtssystem zum Studium von Infektionen, publiziert. Helfen diese Daten, den Infektionen Herr zu werden? Auf jeden Fall können sie dazu beitragen. Interessant ist die Tatsache, daß es im Zuge einer evolutiven Wechselwirkung von Mikroorganismen und Wirt auf seiten des Wirtes durchaus zum Aufbau von Resistenzen kommen kann. Es wurde bereits beschrieben, daß etwa 1 % der mit HIV infizierten Personen die AIDS-Krankheit nicht oder spät ausbilden. Grund dafür ist die Änderung von Oberflächenstrukturen, der CCR5-Rezeptoren auf der Wirtszelle, die dann dazu führt, daß die Zellen von dem Erreger nicht attackiert werden können. Dieses Beispiel zeigt eindrucksvoll, wie sich Wirtsorganismen gegen Infektionserreger «wehren können». Ähnliche Zusammenhänge zwischen Wirtsstrukturen und Infektionen gibt es im Falle der Malaria, wo, wie gesehen, die Sichelzellenanämie, die bei Menschen aus tropischen Gebieten gehäuft vorkommt, zu einer geringeren Malaria-Anfälligkeit führt. Das Auffinden möglichst vieler solcher Genpolymorphismen oder SNPs («single nucleotide polymorphisms»), was mit Hilfe der menschlichen Gesamtgenomsequenz jetzt besser möglich ist als vorher, wird unser Wissen um die Anfälligkeit des Menschen gegenüber Infektionen sicherlich steigern. Auch auf diesem Weg werden sich vielleicht neue Medikamente entwickeln lassen, etwa Moleküle, die solche «Resistenz-Faktoren» des Wirtes nachahmen, um so die Erreger wirkungsvoll zu attackieren.

In diesem Zusammenhang wird auch immer wieder auf die Gentherapie als eine mögliche Heilungsform der Zukunft verwiesen: Und in der Tat wäre es eindrucksvoll, wenn der Mensch sozusagen seine eigene Evolution steuern könnte, indem etwa «kranke» Gene gegen «gesunde» Kopien im menschlichen Genom ausgetauscht würden. Dies hat ja auch schon Orwell beschrieben. Nur sollte man, was diese Form der Therapie angeht, sicherlich sehr vorsichtig sein. Anzuwenden wäre sie theoretisch zur Heilung von Körperzellen, die dann aber nicht auf die Nachkommen übertragen würden. Man spricht hier von der «somatischen» Gentherapie. Weiterhin wäre es denkbar, auch die Keimbahn so zu verändern, daß die menschliche Art generell resistenter gegen bestimmte Erreger würde.

Die Gentherapie ist aus heutiger Sicht sicherlich nur zur Heilung «somatischer» Zellen nutzbar, indem Körperzellen etwa so verändert werden, daß sie beispielsweise für Erreger nicht mehr zugänglich wären – wie im Falle von CCR5 und HIV. Oder es würden die Gründe entfallen, die zu einer Infektion führen – wie im Falle der Veränderung des CFTR-Moleküls, das Mukoviszidose und Pseudomonas-Infektionen auslöst. Hier sind aber auch noch viele methodische und ethische Fragen offen, so daß mit einer schnellen Einführung dieser Therapieform in der nahen Zukunft nicht zu rechnen ist. Die Frage, ob es jedoch je zu einem Eingriff des Menschen auch in seine eigene Keimbahn kommen sollte, ist aus heutiger Sicht klar zu verneinen. Hier ist vor allem aus ethischen Gründen große Skepsis angebracht.

Aber haben die Bemühungen der letzten Jahre, Infektionen zu bekämpfen und möglichst zurückzudrängen, denn überhaupt etwas gefruchtet? Sicherlich gibt es Erfolge, wie die Einführung von Impfungen, insbesondere gegenüber Kinderkrankheiten und das Aufspüren von Krebserregern, man denke an *Helicobacter pylori* und Papilloma-Viren. Auch die Entwicklung einer wirksamen Therapie gegen den AIDS-Erreger, HAART und gegen Parasiten wie Filarien zählen dazu. Und daß Bakteriengifte, die Botulinum-Toxine, plötzlich als Medikamente eingesetzt werden, gibt dem Geschehen eine zusätzliche optimistische Note. Nach einem Anstieg der Zahl der Infektionen und der Antibiotika-Resistenzen bis 1995 ist es in der zweiten Hälfte der 1990er Jahre des letzten Jahrhunderts immerhin zu einem Abflachen der Kurven gekommen, in einigen Fällen, etwa bei den Darminfektionen, ist sogar ein leichter Rückgang der Fälle, allerdings auf unvermindert hohem Niveau, zu verzeichnen.

Es ist anfangs schon darauf hingewiesen worden, daß Infektionsforschung und Infektionsbekämpfung viel mit der Geschichte vom Hasen und vom Igel gemeinsam haben. Die Mikrobiologen befinden sich dabei in der wenig komfortablen Lage des Hasen, der auf die neuen Tricks der Mikroben immer nur reagieren kann. Ein schwedischer Mikrobiologe hat dazu kürzlich formuliert: «The stupidest microbe is always cleverer than the cleverest microbiologist.» So harren viele große Probleme der Infektionskunde weiterhin einer Lösung: Es gibt noch immer keine wirksamen Impfstoffe gegen Malaria, AIDS-Viren und Tuberkulose. Neue resistente Bakterien breiten sich aus, wie die vancomycinresistenten Staphylokokken. Pilzinfektionen nehmen weiter zu, und bei der Prionenproblematik ist auch weiterhin keine Lösung in Sicht. Am bedrückendsten aber ist sicherlich das AIDS-Problem in Afrika.

Deshalb kann die Bekämpfung von Infektionen nicht allein auf die evolutionsbiologische Beeinflussung der Wechselwirkung von Erreger und Wirt beschränkt werden. Auch im gesellschaftlichen Bereich ist es nötig, anders mit Infektionen umzugehen, als wir dies momentan tun. Dazu gehört eine Aufklärung der Bevölkerung im Hinblick auf die realen Gefahren von Infektionen, um das individuelle Verhalten entsprechend zu ändern. Infektionen treten immer dann vermehrt auf, wenn soziale Veränderungen anstehen oder wenn Armut und Kriege überhand nehmen. Insofern ist auch unter infektionsbiologischer Sicht eine Verbesserung der sozialen und politischen Standards, insbesondere in den Ländern der Dritten Welt, unabdingbar. Rudolf Virchow hat im Jahre 1848 über eine Fleckfieber-Epidemie in Oberschlesien einen Bericht angefertigt, in dem er im Hinblick auf die anzustrebenden Ziele ausführt: «Die logische Antwort auf die Frage, wie man in Zukunft ähnliche Zustände, wie sie in Oberschlesien vor unseren Augen gestanden haben, vorbeugen könne, ist also sehr leicht und einfach: Bildung mit ihren Töchtern Freiheit und Wohlstand». Auch im Hinblick auf die heutige Situation der Infektionskrankheiten und ihrer Bedeutung für die menschliche Wohlfahrt ist dem nichts hinzuzufügen.

Literatur

Bastian, Till: Die lautlosen Gegner. Seuchen gefährden unsere Zukunft. Pendo-Verlag, Zürich, 2001.

Blech, Jörg: Leben auf dem Menschen. Die Geschichte unserer Besiedler. Rowohlt Taschenbuch Verlag, Reinbek bei Hamburg, 2000.

Enzensberger, Ulrich: Parasiten. Ein Sachbuch. Eichborn-Verlag, Frankfurt am Main, 2001.

Garrett, Laurie: Die kommenden Plagen. Neue Krankheiten in einer gefährdeten Welt. S. Fischer Verlag, Frankfurt am Main, 1996.

Hacker, Jörg/Heesemann, Jürgen: Molekulare Infektionsbiologie. Interaktionen zwischen Mikroorganismen und Zellen. Spektrum Akademischer Verlag, Heidelberg, Berlin, 2000.

Klett, Ernst: Auschwitz, die NS-Medizin und ihre Opfer. S. Fischer Verlag, Frankfurt am Main, 1997.

Köhler, Werner/Eggers, Hans J./Fleischer, Berhard/Marre, Reinhard/Pfister, Herbert/Pulverer, Gerhard: Medizinische Mikrobiologie. 8. Auflage. Urban und Fischer, München, Jena, 2001.

Köster-Lösche, Kari: Die großen Seuchen. Insel Verlag, Frankfurt am Main, Leipzig, 1995.

Marre, Reinhard/Mertens, Thomas/Trautmann, Matthias/Vanek, Ernst (Hrsg.): Klinische Infektiologie, Urban und Fischer, München, Jena, 2000.

Mochmann, Hanspeter/Köhler, Werner: Meilensteine der Bakteriologie. VEB Gustav Fischer Verlag, Jena,1984.

Rietschel, Ernst Theodor: Unsterbliche Musik und todbringende Keime – Tödliche Infektionskrankheiten bedeutender Komponisten. In: Darmflora in Symbiose und Pathogenität. S. 203–217, Hagen, 2001.

Ruffie, Jacques/Sournia, Jean-Charles: Die Seuchen in der Geschichte der Menschheit. Deutscher Taschenbuch Verlag, München, 1992.

Sontag, Susan: Aids und seine Metaphern. Hanser Verlag, München, Wien, 1989.

Weltgesundheitsorganisation: Der Weltgesundheitsbericht 1998. Genf, Marburg, 1998.

Winkle, Stefan: Geißeln der Menschheit. Kulturgeschichte der Seuchen. Artemis und Winkler, Düsseldorf, Zürich, 1997.

Winnacker, Ernst-Ludwig: Viren. Die heimlichen Herrscher. Eichborn-Verlag, Frankfurt am Main, 1999.

Wormer, Holger (Hrsg.): Vom Infekt zur Seuche. Infektionskrankheiten und ihre Hintergründe. Günter Olzog Verlag, Landsberg am Lech, 1998.

Register